U0233216

你可以睡得好

YOU CAN SLEEP WELL

Chris Idzikowski

〔英〕克里斯·伊济科夫斯基 / 著

曹怡鲁 / 译

浙江人民出版社

导　言

　　失眠是当今全世界范围内常见的睡眠问题之一，每年有30%至40%的成年人受此困扰，睡眠紊乱不仅会损害个体的健康，还对经济和社会产生了深远的负面影响。然而，令人惊讶的是，无论是睡眠障碍者还是健康业从业人员，其实都对睡眠鲜有了解。尤其糟糕的是，失眠只是睡眠障碍诸多症状中的一种。

　　所以，为了找到改善睡眠的方法，我们必须先深入了解一下神秘的睡眠究竟是怎么回事。

　　我们每个人或许都曾有过睡眠质量低下的体验，所以知道一个良好的睡眠对我们自己的身体有多重要，可以说，它如呼吸一般必不可少。然而，呼吸一刻不能停息，睡眠的质量问题却经常被我们忽略，这是因为人类的身体总会设法补足丢失的睡眠。证明这一点最好的例子莫过于人类抚养孩子的过程，可以算是大自然的睡眠实验之一。在抚养孩子的过程中，婴幼儿时不时地打断父母的睡眠并不会威胁到父母的生命，否则人类也不会繁衍至今。

睡眠规律的养成就像刚出生的婴儿学习走路，需要大脑发育到一定阶段才会发生。新生儿的大脑还未发育成熟，所有婴儿的基本需求，即对食物、舒适和睡眠的渴望都遵循基因规划的路线。婴儿在三个月左右，也就是他们大脑的某些部分成熟时，才学会在特定的时间睡眠。在之后的两年里，他们逐渐开始形成符合出生地文化的、更能令父母方便和乐见的睡眠模式。所以说，规律的睡眠在一定程度上是后天养成的。

随着年龄的增长，我们不可避免地会感受到来自各方面的压力，或许是工作，或许是生活中的丧亲之痛等事件带来的冲击。如果运气好，它们对我们睡眠任何的不良影响都只是暂时的；但反之，这些压力就会导致我们长期出现睡眠问题。如果这种情况已经发生在你的身上，别泄气，你可以重新学习如何睡得好，就像你在婴儿时期学习睡眠一样。

《你可以睡得好》一书旨在向我们提供一个深入且实用

的指南，让我们获得改善睡眠的方法。本书从探索睡眠的本质入手，深入研究人类各种身体周期及其对睡眠的影响，再进入到讨论改善睡眠环境的实用方法，接着讨论如何调整我们的生活方式以改善睡眠质量，使身心都得到更佳的休息。最后，本书将给出处理特定睡眠障碍的建议。

　　良好的睡眠是每个人与生俱来的权利，希望这本书能帮助你把它找回来。

目 录
CONTENTS

睡眠环境

睡眠中的身体

促进睡眠的心态

正确认识睡眠

　　人的一生大约有三分之一的时间在睡眠中度过，这比花在照顾孩子上的时间还多，更是超过与朋友交往和工作的时间。但仔细想想，你在照顾孩子、社会交往和工作上投入的精力有多少，而在设法改善睡眠上又有多少。我们是不是可以说，花在后者上的精力是少之又少。这是因为大家理所当然地认为，睡眠是用来恢复精力的，它会自然而然地"发生"。

　　人们生来就知道睡觉，它是轻而易举的事。婴儿在想睡时，闭上眼睛就能沉睡。但人在成年之后，学会了顺应社会生活习惯进行睡眠。这种后天养成的睡眠习惯让人们再也不能想睡就睡。

　　因此，在设法改善睡眠之前，我们需要先了解它。在本章中，我们将探讨什么是睡眠、人为什么要睡觉以及是如何睡的。我们将探讨睡眠的各种表现方式，比如动物（甚至植物）的睡眠周期和世界各地具有不同文化背景的人们的睡眠模式。

睡眠简史

　　所有生物都会睡觉。某些生物的休息与活动交替的周期比较短，如人类、昆虫、植物、细菌等生物，而另一些生物则长时间处于不活动状态，如冬眠的动物。然而，尽管睡眠具有普遍性，甚至自古以来人们就对其有着浓厚的兴趣，但对于睡眠研究仍处于相对初级的阶段。

　　古希腊人认为，修普诺斯是神秘的睡眠之神。据说他是死神的兄弟和黑夜女神的儿子，住在一个黑暗的山洞里。这些与黑暗相关的联想表明古希腊人是不信任睡眠的，他们认为睡眠的状态违背了大脑的意志。随着时间的推移，医学从业者和哲学家试图更科学地解释这种状态。亚里士多德提出了一个经久不衰的说法，他认为，人之所以要睡觉是由于食物在胃里分解时产生蒸气，大脑被这些蒸气"毒害"所致。

亚里士多德的熏蒸说和另一种充血说一度盛行，直到15世纪，科学家才发现，这种情况在人的生理上是不可能发生的。从此睡眠研究领域陷入了困境。到了18世纪，充血说再度出现，人们认为睡眠是血液上升到头部对大脑造成压力，导致大脑暂时关闭所致。

在此之后，又出现了其他一些理论，但都未经证实。1929年，德国精神病医生汉斯·伯格发明了脑电图仪。汉斯·伯格声称，这台神奇的机器可以通过在受试者头皮上放置电极以记录他们大脑的电活动来测量人不同的警觉状态。

有了脑电图仪的帮助，在20世纪50年代，美国心理学家纳撒尼尔·克莱特曼和他的学生尤金·阿瑟林斯基在睡眠研究领域取得了巨大的进展。他们通过对婴儿睡眠的观察注意到，婴儿的眼球在闭合的眼睑下有短时的快速移动现象，每一段短时的眼动都与他们脑电图中读取的某种大脑节奏相一致。从此，科学家揭开了快速眼动睡眠的面纱。

随后不久，进一步的实验和脑电图读数显示，婴儿还有四个不同的睡眠阶段。最重要的是，科学家们逐渐认识到，大脑在人类睡眠过程中并不像数百年来人们所认为的

那样处于被动或不活跃的状态，它进行睡眠是保持健康的
必要手段。这个发现使睡眠科学迈出了积极的一步，而这
仅仅发生在60多年前。

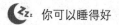

什么是睡眠?

睡眠可不仅仅是简单的休息。从我们对个体睡眠经验的比较可以看出,它的构成、深度以及恢复精力的能力差异很大。

那怎么去定义这样一种复杂的状态呢?

我们先通过观察来描述睡眠。当我们观察睡眠中的一个人时,会看到,他们有时躺在一个安静舒适的环境中一动也不动,呼吸平稳而安静,有的时候又不时地抽搐一下或者翻个身。我们还会看到,有时他们的眼球在眼皮下移动,表明他们在做梦。有时,这个人可能对周围发生的任何事情都没有反应,即便是在我们跟他说话,他们能发出不连贯的回答的时候。如果他们受到足够强烈的刺激,比如婴儿的哭声或闹钟的铃声,会立即醒来,虽然可能需要一两分钟才能完全清醒。

有了对睡眠这些特征的认识，我们再来看看科学家们是如何定义睡眠并尽可能地与观察结果相比较的。例如，一些研究人员对睡眠状态与清醒状态进行对比，将两者描述为同一枚硬币的两面，清醒状态是完全有自我意识、可以自主做事的状态，比如饮食、思考和工作；睡眠状态则恰恰相反，在睡眠状态下，人除了轻微的无意识运动，如抓挠，身体通常处于不活动的状态，这和我们的观察是一致的。

特定的大脑机制抑制从感官传入的信息，另一些大脑信号却使身体许多主要的肌肉放松甚至瘫痪。尽管我们在睡眠时精神依然活跃，能在梦中产生思想和图像，但大脑的思维过程缺乏清醒时的结构和逻辑。

另一种定义睡眠的方式是将睡眠状态分解为不同的生理阶段。我们在晚上的睡眠时间是6到9个小时。在这期间，我们要经历4到5个独立的周期，每个周期大约持续90分钟。其中会有短暂的清醒，但我们不会记得。更复杂的是，每个睡眠周期有五个阶段：入睡期、浅睡期、两个阶段的深度睡眠期和快速眼动期。健康成年人的睡眠一般包括约25%的深度睡眠、50%的浅睡眠和25%的快速眼动睡眠。

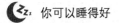

我们为什么睡觉?

　　生物的演化是大自然判断生物生存效率的法官,它要求人类将大约三分之一的时间用于睡眠一定是因为睡眠对于人的身心有着独特的好处。所以我们在改善睡眠之旅启动之前,一定要思考我们为什么会需要睡觉。

　　大家知道,大多数感官刺激在睡觉时都被屏蔽掉,肌肉处于完全放松状态,有一部分甚至暂时瘫痪。所以我们可以说,人们睡觉是为了强迫自己休息,但我们却不能简单地将其理解为一种节约能量的手段。实际上人在睡眠过程中节省的能量并不显著,一位体重约91千克的人在睡眠中会以每小时80卡路里的速度消耗热量,而这个人静坐时的消耗量是每小时95卡路里。因此,人8小时睡眠状态与8小时非睡眠静坐状态相比所节省的能量大约只相当于一杯低脂牛奶的卡路里数。

一些科学家同样声称，深度睡眠对于人修复身体日常损耗必不可少。他们认为，做梦阶段的睡眠可以恢复大脑的效率。看得出，这个结论是从对动物的认知延伸而来，自然界中代谢快的动物比代谢慢的动物所需的睡眠时间更长。换句话说，人们睡觉为的是迫使身心都停止工作，从而进行内部维护，防止身心过度劳累造成油尽灯枯。然而，越来越多的证据表明，深度睡眠对身体的修复不比浅睡眠或非睡眠的休息状态强多少，而且在做梦时绝大部分大脑还如同清醒时一样活跃（事实上，许多心理学家认为，睡眠阶段的大脑活动，即做梦阶段的脑活动，对情绪和心理健康至关重要）。

我们不知道睡眠是什么时候演化，又是如何演化的。我们也不知道它是否演化出了某一种或某些功能。但我们非常确定地知道，睡眠对生存至关重要，不论是细菌、植物、动物还是人类都需要睡眠，假如它不是生物的本能，那早该在其进化过程中就被自然抛弃了。

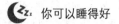

当大自然沉睡时

迄今为止，我们很难给睡眠下一个定义，而且我们也不清楚睡眠发生的原因，专家也没有给出说法。也许我们应该后退一步，看看能否找到任何改善睡眠的关键因素。

显然，第一步是观察周围的世界。我们先从大自然开始，比如观察雏菊每日的作息。雏菊的花朵在黎明时绽放，日落时合拢，它的营养供给由每天的明暗交替控制（营养是通过一种被称为光合作用的过程产生。光合作用将太阳光转化为植物的"食物"——氧气和糖）。因此，雏菊（当然还有数千种其他花卉和植物）白天"工作"（光合作用），夜晚"休息"，这是我们非常熟悉的模式。将人类的行为和生命的自然周期进行直接比较，我们可以得出结论，效仿地球的昼夜周期对睡眠的质量至关重要。

除了观察植物，科学家还从对动物睡眠的研究中获得启发。许多专家认为，睡眠研究的重点之一是睡眠时长。他们发现，各种哺乳动物有着不同的睡眠时长。例如，棕蝠每天只醒4个小时，北美负鼠与之类似，每天要睡满大约18个小时。与它们相反的是反刍动物，如牛和马，它们在24小时内只睡三四个小时，原因可能是它们清醒时的大量时间处于瞌睡状态。不同物种之间睡眠模式的差异在很大程度上取决于它们的饮食和代谢率。我们还观察到，动物的睡姿各不相同，即便甲壳类动物在休息时也会采用特定的身体姿势并表现出肌肉动作的变化。

通过观察自然界，我们了解到，影响人类睡眠的有三个关键因素：昼夜交替、新陈代谢以及睡姿。对人类而言，睡姿不仅指睡眠的姿势，还有睡眠的环境。

☾ 向最小的生物学习

瑞士睡眠研究者艾琳·托布勒一生都在设法确定，动物是否睡眠以及它们如何控制睡眠。她有众多不寻常的发现，其中一个就是，蟑螂和金鱼也是会睡觉的。但这是怎么看出来的呢？托布勒是这样做的，她让金鱼和蟑螂长时间不停地运动，使其错失原本睡眠周期中的睡眠，然后停止干扰，进行观察。结果发现，被剥夺睡眠后，蟑螂和金鱼在之后的长时间内都处于静止状态。这表明，被剥夺睡眠的金鱼和蟑螂对睡眠的需求上升了。托布勒的发现具有重要的意义，它让睡眠研究人员得出结论，即不仅哺乳动物，所有动物都有睡觉的需求。

睡眠的时长

关于睡眠最常见的一个问题是，多长时间是"正常"的睡眠量？要回答这个问题可没有那么简单！在设法改善睡眠之前，我们必须先了解另一个有关睡眠的基本原则，即人们对睡眠的需求量因人而异。睡眠的长短一部分取决于成长方式，一部分取决于生理构造。此外，这个难以回答的问题忽略了一个重要因素，那就是，我们不应该只简单地问该睡多少时间，还应该问一问，我们在什么时候睡觉？

在地中海和热带地区，人们通常在一天中最热的时候午睡。有些人可能认为，这太奢侈了，那些午睡的人比别人多睡了一觉，一定有好处。但其实事情往往都有一个平衡，在有着午睡文化的地区，人们通常晚上比不午睡地区的人们睡得晚。总体来说，午睡者也大概睡8个小时，和我们大多数人差不多，只是他们把睡眠分为了两个长短不同的时段，一个是较短的2到3个小时的午睡，一个是较长的5到6个小时的夜间睡眠。

美国的纳瓦霍人认为，"懒人才在大白天躺着"。但历史上，在我们的工作日还没有变为朝九晚五时，所有西方国家人们的睡眠模式都曾经是分散的。一些研究表明，中世纪人们的睡眠通常分为三段：午睡、傍晚的小睡和睡至黎明的夜间大睡。

但是，这种动不动睡一小觉的做法是否就比长时间地睡一觉更好呢？当然，大多数研究表明，人们的身体并不是被设计成一天只睡一觉的，白天一小觉晚上一大觉才是自然法则。事实上，"多相"睡眠，即24小时内多次地进行小睡是整个动物王国最常见的睡眠模式，而"单相"睡眠，即一天内只睡一次是少见的。

看看你的睡眠够不够

一个人需要睡多久并没有硬性规定，人们必须倾听自己身体的声音。现代社会生活方式大多要求我们采取"单相"睡眠模式，即每24小时只睡一次，通常在夜晚。如果你每天的睡眠时间不长，比如说只有4个到5个小时左右，那也不用担心，我们当中就是有人天生每日就只需要睡几个小时。同样，要是你属于那种罕见的每天睡眠需要至少9个小时的情况，你同样不必担忧，除非社会生活受到影响（如上班或上课）。以下问题你的回答如果都是肯定的，那么你的睡眠时间是足够的。

- 你是不是睡得很快（20分钟内）？
- 你是不是总是一觉睡到天亮，中途不会醒来？
- 你早上醒来时是不是神清气爽？

睡好一生

人们的睡眠模式在一生不同的阶段也是不同的。一般来说，随着年龄的增长，睡眠时间会减少。要想辨别睡眠的减少是自然减少还是睡眠障碍，我们必须了解自己的睡眠模式发生了何种变化、何时开始变化的以及因何而发生变化。

刚出生的婴儿每天可睡18个小时，其间有醒来时分，通常是为了进食。到了3岁到4岁的时候，他们的睡眠时间大约是12个小时。这个年龄段的孩子生长得很快，所以需要深度睡眠，主要发生在前半夜（这已经是获得科学认可的睡眠阶段，而不仅仅是老百姓口传的说法）。

你可能会认为，青春期的睡眠模式会经历较大的变化，因为此时的生理发生了很大的变化。然而，在12岁到18岁之间，人们的睡眠模式几乎没有什么变化，这包括各个睡眠阶段——浅睡眠、深睡眠以及有梦睡眠阶段，变化的只是对社会以及性地位的认知。这种自我意识的增强被认为会干扰睡眠，使梦境不愉快、焦虑或出现色情内容。

青少年的睡眠还受到同龄人和学校压力的影响。这尤其表现在上学日，它会导致夜晚睡眠不足，进而出现周末恶性补眠现象！

在成年早期，从18岁到30岁，随着生活方式的改变，人们的睡眠受到新的压力的影响。虽然此时睡觉模式已经基本建立，人们通常会有足够的睡眠，但是周围环境的变化会对其产生破坏，比如工作变化、挣钱养家、酒场应酬以及与配偶同床共枕（或许对方还打鼾）、孩子的出生等等。随着年龄的增长，人们睡眠质量往往会进一步恶化，这时往往锻炼减少，体重增加，从统计数据上看，人们对酒的消费增加，身心多年来积攒的焦虑会出现在梦中。老年时睡眠更轻，更容易惊醒，所以不奇怪，当我们70多岁的时候，往往会在白天小睡来进行弥补。

纵观一个人这一生的睡眠，目前尚不清楚睡眠期间有多少变化不可逆。虽然随着年龄的增长，深度睡眠的减少似乎是不可避免的，但这并不一定意味着睡得少就昏沉。无论我们处在哪个年龄段，都应该努力改善睡眠，这样才能充分享受清醒时的每一刻。

记录睡眠

　　睡眠质量的改善通常都是点滴渐进的，慢到看不出每日的变化。所以何不通过记日志来记录这些变化呢？日志是很有用的工具，它能帮助你了解自己在着手解决睡眠问题之前、之中以及之后，你的睡眠发生了哪些变化。

　　我设计了一个"睡眠时间表"供大家参考，你可用它记录一个晚上的睡眠进程（下面给出了一个完整的例子）。该表的时间跨度为12个小时，从晚上9点到第二天早上9点。你需要记录从晚上9点到你上床睡觉这段时间的活动和饮食，叉号表示上床时间。第二天早上，回忆并确定你实际睡着的时间点，画点做标记。如果中途曾起身，在起身时间处画一个上箭头并记录下你做了哪些活动，比如你可能喝了一杯水或者去了趟卫生间。用锯齿线表示这段时间睡得不踏实，用

19

实线表示这段时间睡得踏实，虚线表示清晨半醒的时段，起床时间画上箭头。本小节后的练习一会教给你怎样使用该表监控自己在14个夜晚的睡眠。

睡眠时间表

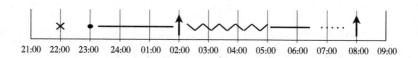

21:00　22:00　23:00　24:00　01:00　02:00　03:00　04:00　05:00　06:00　07:00　08:00　09:00

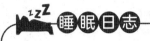

练习一

你需要连续14天遵循本练习中的各个步骤。这两周的目的不是试图改善睡眠，而是利用这足够长的时间，做到大致了解自己的睡眠是如何随生活轨迹的变化而变化的，比如晚上与朋友在外聚会、工作上压力重重的一天、一天不工作、与伴侣闹别扭之后，夜晚的睡眠质量有什么变化。大致了解后，你再尝试这本书中提供的一些改善睡眠的技巧，坚持一个月，然后重复这个练习。

1. 准备一个日志本，在其中一页上制作一个模板页，最上方写上"几月几日"，接下来空几行用以记录这天发生的事情。然后我们按照前页所示画一个睡眠时间表，留出做注释的空白，其下从左向右写一行数字1到10，1代表"极度困倦"，10代表"极度清醒"。最后将此模板复制14份，并在每一页顶部写下几月几日，第几天。

2. 每天晚上完成当天的日志，填写睡眠表。第二天早上醒来时，圈出一个介于1和10之间的数字，用以表示醒来时的困倦/清醒程度。

3. 两周结束时，看看你能从中发现日常生活事件对你的睡眠质量有什么影响，能采用什么措施来消除这种影响。

睡眠的模式

自古以来人们就知道，睡眠有时有梦，有时无梦。在人们发现大脑的电活动可以用来识别睡眠的五个阶段后，40年中，睡眠研究的新领域相继打开。人们对睡眠的认识加深，继而进一步发现，大脑的生物钟对睡眠的模式尤其是对睡眠的时长有着深远的影响。此外，还有一个已知事实是，大脑有特殊的控制中心，掌控着人睡眠和觉醒的切换。

在这一章中，我们将从这些相对较新奇的理论视角思考睡眠，深入了解人们深夜的睡眠模式，并学习怎样运用这些知识帮助我们解决自己面临的问题。本章最后一部分要求大家对自己的睡眠进行评估，因为只有在对睡眠质量、生活方式以及生活环境分析之后，我们才能真正地、永久性地改善自己的睡眠。

四季好眠

　　身体的运行具有周期性，这似乎是显而易见的，因为大家都有亲身体验。例如，我们早上醒来，晚上入睡，周而复始，循环往复。然而，这个周期会受到各种身外自然周期的影响，尤其是季节交替和昼夜交替。为了调整睡眠模式，我们需要了解这些外在的周期是如何影响睡眠倾向的。

　　先来看看季节对我们的影响。

　　季节的周期是一种超昼夜节律（周期比一天长的节律）。受季节影响最大的动物是冬眠动物。随着冬季的来临，这类动物便开始漫长的休眠，以使它们能够在寒冷的天气中生存。虽然人类不是冬眠的动物，但也会受到季节变化的影响。在夜间，光线不足会触发人类大脑中的松果体释放睡眠调节荷尔蒙褪黑激素。这意味着，随着冬天的来临，黑暗的时间增加，褪黑激素分泌会加快，向我们的身体发出季节变化的信号。其结果就是，在冬天，我们的睡眠时间会变长。相反，在夏天，我们的睡眠时间会缩短。一些研究人员认为，这解释了为什么我们许多人在冬天早上起床会比夏天困难。

那么，如果我们本身入睡就困难，能否通过人为地增加褪黑素水平来解决问题呢？如今，在某些国家的确允许这样做，褪黑激素被用作睡眠补充剂。在美国，褪黑激素是唯一不受美国食品药品监督管理局控制的激素，由于其抗氧化性和潜在的能辅助人类延年益寿的特性，它被广泛用于大众的饮食补充，可以说是一种强大的调节性激素。

不过，尽管褪黑激素对生物钟的影响是显而易见的，但它是否真的能改善睡眠尚无定论。所以在没有足够的专业建议的情况下，原则上我们不应该服用褪黑激素来改善睡眠。

为了帮助大家在不借助外力的情况下睡个好觉，我们需要更多地了解季节对身体的影响，尽量让自己顺应季节的周期变化，平时不要只关注秋天树叶的颜色变化，多观察这个季节其他无数细微的变化。冬天我们感到特别困倦的时候用不着恼火，只要可能，想睡就睡。这并不是说，你在冬季每天都要多睡，你的身体内其实有一个生物钟，它在一定程度上调节着你醒来的时间。我将在之后的内容对这一点以及影响我们睡眠的其他周期一一加以介绍。

生物钟

为了与太阳升起落下的周期相应，我们体内有一个计时器，叫"生物钟"。用简单的神经科学的术语来说，生物钟是由一束约10000个神经细胞构成的集束，它位于大脑深处，靠近控制睡眠和觉醒的一些主要区域。它的位置也在视神经的附近，而视神经负责加工处理通过眼睛感知的光的变化信息。

实验表明，生物钟是自主运行的，大约24小时为一个周期（有些人稍长，有些人稍短），使我们都能按照同样的时间表作息，偏差不过几个小时。换言之，生物钟的时间是预设的，它不依周围环境的变化而变化，即使太阳不落，温度不升降，我们也将继续遵循大约24小时的周期运作。

任何24小时的周期都被称为昼夜节律。但这一切对改善睡眠意味着什么呢？有一点很重要，那就是我们需要确定自己的生物钟是比太阳周期即24小时一天的周期稍慢还是稍快。晚睡晚起的人的生物钟运行得比一天24小时的要慢一些，这些人通常被称为猫头鹰。相反，那些早睡早起的人的生物钟则稍快，这些人被称为云雀。下面的内容有助于确定你是云雀还是猫头鹰。如果你想改善睡眠，一定要搞清楚这一点。例如，如果你是一只猫头鹰，你决定比平时早一个小时上床睡觉以获得更多的睡眠，那么你很可能会发现你在这一小时里一直醒着，对自己能不能睡得着产生怀疑。理想情况是，让生物钟决定睡眠时间会更有效率，你只负责改善睡眠的质量。

你是云雀还是猫头鹰？

你可能会根据自己的睡眠倾向猜到自己是云雀还是猫头鹰。但为了证实你的猜测，可以问问自己以下的问题。

- 您是否总是在早上6点醒来时神采奕奕？
- 如果晚上9点上床，你能很快入睡吗？
- 你是不是感觉很难熬到半夜？

如果你对这三个问题的答案都是肯定的，那你就是一只云雀。

- 你是否需要睡到上午11点醒来才感到头脑清明？
- 你在午夜前难以入睡吗？
- 如果你凌晨1点上床睡觉，你会很快入睡吗？

如果你对这三个问题的答案都是肯定的，那么你就是一只猫头鹰。

睡眠控制中枢

在20世纪，对大脑工作机制的研究已经有了长足的进步。第一次世界大战期间，嗜睡性脑炎在全球流行，俗称"昏睡病"。这是一种对身体极其有害的疾病，它严重影响患者的睡眠模式，可以造成他们昏睡不醒，直至死亡。然而，在这场人类悲剧中，一项伟大的科学发现却因此诞生——神经学家确定，大脑中存在着特殊的、控制睡眠的"中枢"和与之相对的维持觉醒的中枢，它们之间有一定的制衡作用。

控制人的睡眠和觉醒的部位在大脑的深处，表明这些起着至关重要作用的部位非常原始。控制睡眠的部位有三个到四个，负责觉醒的区域大概两倍于这个数字，这可以确保如果大脑的一部分受损，还有很多其他区域可以接管受损部位的工作。某些睡眠中枢附近有掌控重要但基本功能的中枢，如掌管体温调节、新陈代谢和食欲的中枢，这些都会影响我们的睡眠能力。

如果一个人的睡眠中枢都处于活动状态，而觉醒区域都处于非活动状态，那么他们会睡得非常好。但如果存在干扰，比如床不舒服、体感太热、身体疼痛或噪音突起，睡眠者的负责觉醒的区域将处于警觉状态，继而唤醒负责判别是否该对刺激做出反应的部位。一旦它将其判定为重要刺激，比如婴儿的哭声或起火的烟味，那么大脑的更多部位会开始工作，促使睡眠者醒过来。如果这种干扰被判定为无关紧要，那么大脑的大部分区域将处于休眠状态，睡眠者则无法醒过来。即便中途确实曾短暂地醒来，人们也不一定会记得，这是因为此时大脑中没有足够的部位被唤醒，所以意识没能完全回归造成的。无论醒来与否，干扰会造成人们在早上醒来时有睡得很累、歇不过来的感觉。由此可知，睡眠环境是提高睡眠质量的主要因素，也是改善睡眠的关键。

☾ 有意识状态与觉醒状态

为充分理解睡眠是怎么一回事，我们必须首先了解有意识状态和觉醒状态的不同。法国哲学家勒内·笛卡儿（1596—1650）有一句名言："我思故我在。"并由此描述了有意识的状态，即当一个人对自我和周围环境有知觉，他就是一个有意识的人。但是一个人在睡眠时是怎样的呢？大家知道，此时意识并没有消失，因为人们还在做梦（即使人们不见得记得做过梦），这被称之为"有思维"的睡眠。因而，我们可以说，觉醒状态是完全有意识的状态，它是当我们完全能够控制自己的行为并意识到周围世界时的状态。

睡眠的节律

在我们探讨人类独特的睡眠周期之前，有必要先了解大脑在睡眠的各个阶段都有哪些行为。

人类的首张脑电图是1924年由汉斯·伯格所记录，它记录了人类头皮上的电流活动，令睡眠科学取得了重大进步。脑电图显示，睡眠不是一个单一的一维状态，而是动态的过程。睡眠中，大脑仍对周围环境和身体内部机能的活动做出反应，它在监督睡眠的运作。

为了更好地掌握睡眠时大脑的活动，我们不仅需要观测夜间的脑电波活动，也要观测白天不同时间大脑活动的变化。人在完全清醒状态下，大脑的活动往往呈现为高频、低电压的脑电波，我们称之为β波，其频率随所执行任务的不同以及感受到的压力大小而变化。任务越有挑战性，压力越大，β波的频率越高。一天快结束时，随着疲劳加剧，β波逐渐变慢。汉斯·伯格发现，最后当我们闭上眼睛放松时，β波会变成更慢、相对电压较低的α波。再之后，我们会进入昏昏欲睡的状态，α波中会夹杂着更慢的脑电波，我们称之为θ波。欲睡状态是一种过渡状态，它介于睡眠状态和清醒状态之间。此时人很容易惊醒，但此时也是可能经历逼真幻觉的时候，这被称为催眠梦。然而，对于一个睡眠正常的人来说，欲睡阶段是很短的，即清醒和睡眠之间的过渡期很短，很快大脑就会产生接连的快速短暂的波动，脑电图上呈现酷似纺锤的波形，被称之为纺锤波。这之后才是第一个真正的睡眠状态，即第二阶段的睡眠，此时睡眠者完全失去了对外部世界的意识。随后，这些睡眠纺锤波很快转变为δ波，波形非常大且缓慢，是第三和第四阶段睡眠的波形特征，此时是最深度的睡眠。

此外，还有第五个睡眠阶段，这是由纳撒尼尔·克莱特曼和他的助手尤金·阿瑟林斯基于1952年发现的，被称为快速眼动睡眠（快速眼球运动）。这一阶段通常被视为与睡眠的其他四个阶段不同，因为此时睡眠者的大脑高度活跃，脑电图读数上显示的脑电波与清醒时显示的脑电波相似。当我们进入睡眠状态时，通常会经历第一到第四阶段，然后返回第二阶段，再然后才会进入第一个快速眼动睡眠期。在后面的章节里，我将进一步解释这种睡眠周期的本质。

睡眠旅程

睡眠过程不是线性的，它不是按部就班地依次按照浅睡眠（第一和第二阶段）、深睡眠（第三和第四阶段）再到快速眼动睡眠的顺序进行，而是一个循环往复的旅程（有时会在某个阶段或长或短地驻留），一晚上可以多达5次。每个旅程都是一个完整的睡眠周期，成年人的睡眠周期约为90分钟，婴儿大约为60分钟。

对于那些身体健康、不服用任何药物的人来说，第一和第二个睡眠周期主要包括深度睡眠（第三和第四阶段）和快速眼动睡眠。快速眼动睡眠在第一个周期大概持续5到10分钟，在第二个周期大概持续15到20分钟。随着夜的加深，睡眠者会进入第三个周期，这90分钟的大部分时间都为浅睡眠状态（第一和第二阶段），快速眼动睡眠相较第一和第二个周期要多。第四和第五个周期以快速眼动睡眠为主，中间穿插着浅睡眠。

那么，这些关于睡眠周期的知识能如何帮助我们改善睡眠呢？有趣的是，实验表明，不仅睡眠状态有90分钟的周期，清醒状态也存在这样的周期。科学家研究发现，在清醒状态下，大约每90分钟人们的注意力就会涣散，吸气多的那个鼻孔和吸气少的鼻孔就会交换一次（鼻孔永远不会平均分担工作！），精力也会下降。所以，通过识别大脑清醒周期的低谷，调整上床时间，使其步调一致，就可大大提高我们迅速入睡的概率。

找出你的90分钟周期

练习二

　　下面的实验可以帮助你找出自己清醒时的90分钟周期。在大致确定了自己头脑清醒水平的顶峰和低谷时间之后，你就可以调整一天的工作节奏了。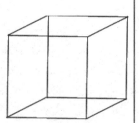需要专注的工作就试着在顶峰期承担，需要休息时就选择在周期的低谷时间上床，你会发现，这时更容易入睡（由于该实验需要进行一整天，所以最好选择周末或不工作的那一天进行）。

　　1. 在白纸上临摹本页的正方体图，注视这个立方体一段时间，你会发现它似乎会翻转方向——有时它面朝下，好像指向东南，有时它似乎面朝上，指向西北。

　　2. 全天将闹钟设置为每15分钟响一次。每次铃声响起，注视立方体，一直到它翻转方向为止，记下用时（这也可以用计数的方法）。

39

3. 每次注视立方体，记录"切换时间"。立方体切换每90分钟内有一个最大值。靠近周期的低谷时，立方体切换的速度就越快。

入 睡

对于一个身体健康的人来说，他能在一个90分钟的周期开始时很快入睡。可睡眠是一个复杂的过程，虽然可以通过找出这个周期、利用它增进夜间的睡眠，但影响入睡能力的还有其他许多因素。要想轻松入睡，我们还必须依靠大脑关闭觉醒中枢，与此同时激活睡眠中枢。这个过程对于那些没有压力、睡前没有过度兴奋、没有睡眠问题的人来说会自然而然地发生，进入到睡眠的第一阶段，肌肉放松，眼球在眼睑下转动。但是，假如人有压力，控制觉醒的中枢就会告知大脑，肌肉还未达到适合睡眠的状态，控制睡眠的中枢和控制觉醒的中枢之间就会有冲突，除非人完全放松下来，否则这种冲突不会平息。

回想上周你每天晚上入睡是困难还是容易？在某些夜

晚，可能你的头一挨枕头就睡着了，而在其他一些夜晚，睡眠可能求之而不得。第一种情况从清醒到入睡再到浅睡的过程极短，可是在难以入睡的夜晚，你的意识会时而飘远时而飘回，距离对外部世界完全丧失意识的真正的睡眠遥遥无期。此时，大脑似乎徘徊在意识的边缘，据许多人反映，他们脑海里会出现奇怪的、做梦般的景象。这些零碎的画面一般出现在入睡前似睡非睡的状态下，是第一阶段睡眠的一个特征。更值得注意的是，这种睡眠状态下的幻境荒诞可怕，其本身也会导致失眠（这样的情形有时也发生在即将苏醒时，即所谓的似醒非醒或半醒状态，不过这相对罕见）。

虽然无论是似睡非睡状态还是半醒状态都不是我们所能掌控的，但它们给我们的启示是，这是正常的入睡现象，那些荒诞的景象（例如，爱人的大笑，幻听到闹铃响起，常见的突然坠落感）仅仅是我们的想象力在作祟。或者我们更愿意浪漫地将这些幻象想象成是来自梦境的诱惑，试图引导我们入睡。

当我们最终成功入睡后（假设我们平均每晚睡眠8小时），大约有50%的时间是在浅睡眠中度过，这主要是第二阶段的睡眠，我们周期性地回到第一阶段睡眠通常只是昙花一现。不过就是翻个身的工夫，我们往往就不记得自己曾经几乎醒来，因为时间太短暂了。

进入深睡

一个人身心健康的话，他的睡眠自然也会健康，一般在试图入睡的10到15分钟内就能从第二阶段的睡眠进入到第三阶段。然而，第三阶段的睡眠一般只持续很短的时间，一旦脑电波速度慢至含有50%以上的δ波（高压波，以每秒约1波的速度振荡），就进入到第四阶段的睡眠，这是所有睡眠中最深的阶段。我们整个夜间睡眠的前三分之一主要由第四阶段睡眠组成。随着夜晚的流逝，深度睡眠的持续时间会递减。

第四阶段的睡眠对人的整体健康非常重要，体现在相较于其他几个阶段，这个阶段的睡眠是优先的。实验发现，如果一个人被剥夺了一个晚上的睡眠，他通常会在第二天晚上补足几乎所有失去的深度睡眠（主要是以牺牲较浅的睡眠为代价）。要是人被迫更长时间不睡觉，比如说两个晚上或更多的时间，那么在接下来的两个或多个晚上，他所有的深度睡眠欠债都会补回来。

同样，当我们把短睡眠体质者（每晚只需睡四五个小时就足够的人）与长睡眠体质者（需要大约9个或更多小时睡眠才能感觉良好的人）的睡眠模式进行比较时，能很清楚地发现，他们的深度睡眠大致相同，即每晚大约2个小时。

如果说深度睡眠是睡眠中最关键的阶段，而身体早就设定好了要确保我们最终能补回透支的睡眠赤字，那么大家一定想知道，为什么我们早上起来仍然可能感觉精神没有缓解，身体仍有疲劳感呢？这个问题的答案是，尽管深度睡眠实际对身体健康最为重要（科学家们认为，对身体至关重要的维护和修复工作都是在深度睡眠时完成的），但大家的健康观受到了老一辈观念的影响，总认为睡眠要完整而不间断，要囊括所有的睡眠阶段才健康，特别是当我们又知道，快速眼动睡眠，也即有梦睡眠阶段，对我们的整个身体健康以及情绪健康有着深远的影响，更会产生这样的心理感受。

关于快速眼动睡眠，我们将在下一节进行探讨。

深度睡眠的恢复力

当我们被人从睡梦中唤醒时，会短暂地分不清东南西北，这时我们经常抗议说自己正在"熟睡"。然而，这所谓的熟睡不太可能是睡眠科学所归类的深度睡眠状态（第三阶段和第四阶段的睡眠），因为在睡眠周期的深睡阶段，睡眠者是很难被唤醒的。研究表明，这样可以保证生长激素有时间促进孩子的生长发育，而对于成年人则保证他们的血细胞和身体组织得以修复。最近的证据表明，身体修复以及脑修复都是在深度睡眠阶段进行的。如果人们被成功地从深度睡眠中唤醒，他们则可能表现得像喝醉酒一样，这被称为"睡醉"状态。

快速眼动睡眠

从人快速眼动睡眠阶段的脑电图来看，这个阶段的脑电波轨迹与人清醒时的脑电波轨迹相似。之所以称之为快速眼动是因为在这段睡眠期间，我们的眼睛在紧闭的眼睑下快速地来回转动。换句话说，在快速眼动睡眠阶段，大脑的活动类似于清醒时期的活动。虽然此时大脑以及眼睛的活动频繁，但身体其他部位的肌肉几乎都处于瘫痪状态（维持生命所必需的内部活动除外）。由于大脑和眼睛的活动与肌肉的瘫痪形成鲜明对比，快速眼动睡眠一度被称为反常睡眠。

快速眼动睡眠——睡眠的和声器

印度教将人的意识分为三个层次：清醒、无梦睡眠和有梦睡眠。印度教还认为，生活的平衡与和谐依赖这三者的统一。有人或许会认为，有梦睡眠无关痛痒，它是过度活跃的想象力的表达方式。但是科学家发现，剥夺受试者的快速眼动睡眠后，人们会易怒、恍惚、容易疲劳且记忆力差。这一发现加强了我们的认识，即为确保身体的整体健康，在补眠过程中，快速眼动睡眠是优先于浅睡眠的。

但是为什么我们的肌肉在快速眼动睡眠期间不能动呢？合乎逻辑的解释似乎是，这是一种安全预防措施，旨在防止我们在做梦时将梦变为现实行动，因而大脑的中枢主动地阻断了控制运动的中枢向身体发出指令。这也可以解释为什么我们做梦时无法奔跑或喊叫的现象，也许这种梦境正是大脑对身体瘫痪的反应。

一个健康的年轻人每晚大约有两个小时的快速眼动睡

眠，这主要发生在睡眠期的后半段。快速眼动睡眠的"深度"介于浅睡眠和深睡眠之间。如果我们在睡眠周期的快速眼动阶段醒来，会有连贯的记忆，能够描绘被打断的梦境。然而，我们对梦的记忆通常会很快消失（可能是因为快速眼动期以及平时的非睡眠时的长时记忆储存功能还没有清醒过来）。这意味着，从快速眼动睡眠结束到我们真正醒来之间的时间间隔越长，我们回忆梦的可能性就越小。

与深度睡眠一样，如果被剥夺了快速眼动睡眠阶段，我们的身体将会在随后的夜晚补足之前欠下的快速眼动睡眠。有趣的是，长时间不睡甚至会导致我们在非睡眠状态时也出现原本在快速眼动睡眠时出现的大脑活动和梦境，这表明做梦对我们的心理健康至关重要。通过探索梦的本质，我们可以更多地了解梦在改善我们整体睡眠中所起的作用。

睡眠会自行补足

了解了睡眠的周期和阶段，现在我们可以开始评估自己的睡眠质量了。但在此之前，我们必须记住的一点是，睡眠会自行补足。人们生活中总有些这样的情况，平时规律的24小时睡眠—觉醒周期发生紊乱，有时甚至长时间睡不着觉。例如，家里有病人需要长期护理、有婴儿需要照顾、我们偶尔需要在夜间工作，这时睡眠都可能受到干扰。尽管这令人不安，但大家一定要坚信，身体自有办法确保我们获得所需的、足够的睡眠。正如之前我们探讨过的，深度睡眠和快速眼动睡眠总是一有机会就优先补足（短睡眠体质者会放弃浅睡眠以保证两个小时的深度睡眠和两个小时的快速眼动睡眠）。

但即便如此，事实却没有那么简单，否则我们就不会发展出睡眠科学了。这个与生俱来的补偿睡眠的能力也有不好的一面，那就是一旦睡眠不足，我们在做一些单调乏味的工作时，会抑制不住自己的昏昏欲睡（在需要头脑清醒时却睡过去）。最显著的例子就是长时间开车，此时，难以抗拒的睡意会排山倒海般袭来（研究表明，医生和护士加班后发生交通事故的概率增加）。

但人类作为一个物种，如果照顾孩子之类扰乱睡眠的事情会产生毁灭性的影响，我们就不会生存到现在。睡眠自带创可贴，人人都可加以利用，那就是小睡（但请记住，小睡之后，可能需要长达20分钟才能完全醒来，而气力恢复还要过一段时间才能达到"高效工作状态"，即最佳警觉水平状态。而我们在没有严重睡眠不足的情况下小睡会打乱生物钟的正常工作）。

最重要的一点是，如果你认为自己睡眠不足，不要恐惧，因为你自己会补上失去的睡眠。等你阅读完本书，并改善了睡眠条件，一定会得到香甜的睡眠。

检测自己的睡眠质量

在着手改善睡眠之前，我们首先应该确定自己的睡眠存在什么问题，以及我们有哪些生活方式对睡眠有不良的影响。世界上只有五分之一的人享有完全健康的睡眠，他们能在醒来后感觉神清气爽，而其他人需要借助外力入睡，比如睡前阅读。最糟糕的情况是患有睡眠障碍，比如失眠或睡眠呼吸暂停。

我们可以先检测一下自己的精力水平。醒来时你会感到头脑昏沉吗？你是否有在不当的场合困倦的时候，比如在开会、收听电台演讲，甚至是看最喜欢的电视节目、一部好戏或一部激动人心的电影时困倦，或者更加糟糕——直接睡着了？午饭后你的精力会显著下降吗？会在夜间突然醒来吗？白天你困倦时，困意是否如排山倒海、几乎无法控制？如果你对大多数或所有这些问题的回答都是肯定的，那么你的睡眠质量确实不尽如人意。

但别担心，本书会对你有所帮助。我们已经知道，影响睡眠的主要因素有三个：身体健康、心理健康和睡眠环境。下面我们列出了一系列描述，可以帮助你评判自己的生活方式和总体健康水平，请标记符合自己情况的描述项。所有符合项都是损害你的正常睡眠能力的，在开始进行改善睡眠的计划时需要优先考虑这些问题项，然后，再关注其他项，并逐步解决。接下来，写日志监控自己的进程，记下你上床的时间、入睡所需的时间、睡眠时长、睡眠质量以及起床时的感觉。

心理健康状况检测

- 我很易怒，容易发脾气。
- 我不如以前笑得多了。
- 我发现难以集中精力。
- 我经常感到紧张不安。
- 我经常感到悲伤或孤独。

身体健康状况检测

• 我每周锻炼不到两次（每次大约至少20分钟的快步行走才算）。

• 我经常感到懒洋洋的，不愿动弹。

• 我每周饮酒量超过推荐的酒精单位数（请向医生咨询确切数字）。

• 我有时觉得呼吸困难。

• 我经常感到肌肉疼痛。

查看睡眠环境

• 我的床垫不平整/已经用了超过10年了。

• 我的卧室太冷/太热且通风不好。

• 我的卧室里有一台电脑/电视。

• 我家邻居很吵/我家房子临着繁忙嘈杂的街道。

睡眠环境

维多利亚时代有一个小说家叫查尔斯·狄更斯，他认为，睡眠时应该将头朝向北方。他对此极端执着，总是随身携带一个指南针，以确保无论他睡在哪里，头总是向北。这虽然是一个极端的例子，但可以肯定的是，卧室中床的摆放位置，床垫的舒适度和房间里光线的多少都会对我们休息的质量产生深远的影响。

本章将介绍所有这些因素，以及在各种情况下该如何最大限度地让自己睡得好，进而探讨如何保证整个通宵的睡眠温度适宜；研究噪音对睡眠模式的影响，如何在与他人同睡时最大限度地得到休息，如何与婴幼儿一起睡时相安无事。

在本章的结尾，我们将讲一讲中国的风水，重点是房间的布局。这是一种针对卧室的久负盛名的方法，可以帮助人们平衡睡眠环境中的气（即能量），从而确保获得最佳的休息效果。

控制卧室温度

　　睡眠环境的温度指的是卧室温度和被盖的温度，它们对睡眠质量有深远的影响，过冷会令我们的身体发抖，过热会让我们过多地出汗，这些都会干扰睡眠，甚至让人通宵无法入眠。那么，良好睡眠的理想室温是多少呢？

　　由于个体调节温度的能力因人而异，因此不好规定哪个温度就是最佳温度，重要的是找到一个适合我们自己的温度。研究表明，16℃通常是有助于平稳睡眠的最佳温度，高于24℃的温度则有可能造成睡不安稳。儿童保育专家建议，婴儿的房间保持在18℃比较合适。

　　但是，即便能够保持睡眠环境恒温也不一定就能保证良好的睡眠。一个人的体温会随着生物钟的变化而变化，通常在傍晚时分达到最高，之后会下降，为夜晚做准备，在凌晨

4点左右达到最低。所以卧室的温度最好可以调节。冬天，暖气可以设置为傍晚时关闭，清晨打开；而在夏季，空调可以设置成在傍晚及整个夜晚都处于打开状态，早上人将醒时关闭。如果做不到，我们可以尝试其他的方法来控制睡眠环境的温度，比如在炎热的夏季将窗帘（最好是衬有可以反射阳光的白色材料的窗帘）关闭阻挡热量进入，在冬季使用厚重的窗帘防止室内暖气的热量外泄。

我们大多数人都不会像玛丽莲·梦露一样裸睡，而是喜欢至少穿一件薄衣。无论你喜欢穿睡衣还是家居服，面料的成分都会影响身体、衣服和被褥层之间的热量和水分交换。为了最大限度地睡得舒适，应尽可能选择由棉、毛或丝绸等天然面料制成的宽松睡衣，不要穿带有花边、褶皱的睡服。

湿度调节

虽然大家可能没有太关注湿度对睡眠的影响，但睡眠环境中空气的含水量对睡眠质量的影响还是很大的。太干燥的卧室环境会刺激我们的支气管，引发咳嗽。在此情况下，我们可以考虑在房间使用加湿器或直接放一碗水改善。相反，过度潮湿令人湿热难耐，使压力增加。此时，一定要使用由天然织物制成的床单，它可以吸收汗水，让皮肤呼吸。

在潮湿闷热的天气里，我们都不愿穿着衣服盖着被子睡，这时比较好的解决办法是穿一件薄薄的棉质睡衣或盖一床棉质毯子，使用吊扇让空气流通。

保持卧室安静

大多数人认为，他们需要绝对安静的环境才能入睡，但是他们想错了，因为世界上不存在绝对安静的环境。假定真找到这样一个环境，你可能会发现自己根本无法入睡。这是因为我们许多人是习惯于在睡觉时有一些声响的。这些声响不像突然响起来的、类似汽车鸣笛的声音会把人吵醒，它们是悦耳的声音，能促进睡眠。简单地做个实验，你就可以发现，哪些声音有助眠作用（当然，这因人而异）。在此之前，我们还是先来了解一下人类如何感知声音。

人的耳朵将声音转化为神经冲动，这些冲动由大脑进行识别，所以对声音的知觉通常被认为是人清醒时的现象。但其实人在睡眠当中，声觉系统依然活跃，并且可以通过脑电图仪观测到。当然，人类声觉系统的活动发生在浅睡眠和有梦睡眠阶段，如果此时有人呼唤他们的名字，他们要么会醒来，脑电图的波形随之发生变化，要么会把声音拉到梦里。

在深度睡眠期间（第三阶段和第四阶段），即使是更为高级的处理中枢也会关闭，这就是为什么在睡眠周期的这一阶段很难叫醒一个人的原因。但是，即便是在深度睡眠中我们的大脑主动抑制传导声音的神经通路，但它也不会完全关闭，某些声音信息仍会渗透进去，大脑会对其进行解读。如果它发现这些声音涉及亲密关系，就会唤醒我们。这就是为什么和婴儿同睡一个房间的母亲会在听到婴儿的一点点声响时就会醒来，但能在伴侣更大的鼾声中安睡。

那么，什么样的声音对人类的睡眠有益呢？到目前为止，大多数的实验要么使用能让人联想到海洋的白噪音（嘶嘶的高频噪音），要么使用真实的海洋声音，它们被认为具有镇静作用而有助于睡眠。下次你去海边的时候，试着坐在海滩上闭上眼睛，听海浪有节奏地拍打海岸，你会发现自己很放松，过不了多久就睡意蒙眬。重症监护室和早产儿病房都曾做过调查，以了解这种海洋的声音是否有助于掩盖医院各科室的喧闹声，从而促进病人睡眠。到目前为止，研究结果令人鼓舞，患者的睡眠深度显著改善，觉醒次数减少，醒后重回睡眠的速度加快。

相反，睡眠中应该尽量避免会干扰到脑电波却又没有达到唤醒程度的背景噪音，因为这会对我们的睡眠周期产生不良影响。例如，最近的实验表明，房间外繁忙的道路交通产生的振动和噪音会减少人们的快速眼动睡眠，影响睡眠质量。这项实验的受试者主观感觉睡得不好，在之后的心理测试中，他们表现不佳，印证了他们的感觉。

选择合适睡床

人们在睡眠之后如果身体某处疼痛，两三个小时后才会消失的话，罪魁祸首很有可能是床。研究表明，仅仅通过换一张舒适的床，睡眠者就可以减少翻身次数，睡眠时间也会延长。睡床或其他睡具对睡眠的质量有着至关重要的作用。而且，比起改变生活方式的方法，换床的方法不那么令人生畏而且奏效快，买一张新床既快捷又简单，而且效果显著。

世上不存在所谓的标准睡具，大家的睡具种类繁多，包括蒲团、吊床或水床。但在很多国家，大多数人会在床上加一个床垫。

研究表明，大多数床垫的材料在使用10年后会折旧75%。原因是，睡眠者会出汗（人们每晚会流失将近四分之一升的液体），会掉皮屑，一年大约半千克。所以你应该力争每10年更换一次床垫。

那么，买新床时要考虑的最重要的因素是什么呢？最基本的要素是宽度和长度以及底座和床垫的类型。睡床应该尽可能宽，即使一个人睡，也要选择较大尺寸的（这很好理解，床越宽，越可以少受同睡伴侣夜间翻身的打扰）。床的长度应该比睡者多出10—15厘米，因为人在睡眠状态下，脊柱椎间盘再度水化，人会长高大约2.5厘米。如果你身高特别高，那就找一家提供定制服务的制造商根据自己的身高定制一张床。选择什么样的床基要看你要求的软硬及坚固程度，可以选择弹簧沙发床（和床垫相似），也可以选择坚硬平坦的金属或木制栅床。

如何购买合适的床

选择一张新床时要沉住气、慢慢挑，不要被过分热情的销售员左右，找契合自己的舒适度和支撑度。在商店试用新床时，脱掉鞋子，以习惯的睡姿躺在床上至少10分钟。

背部有问题的人适用的床

矫形床垫（通常是指坚固的床垫）各类型都适用。

如果你不确定该买什么样的床，最好向医生或其他医学专家寻求指导。

老年人或残疾人适用的床

这类人群的床要考虑床高和上下床是否方便的问题，还要检验一下能否轻松翻动床垫。如果睡眠时老人需要坐起，应该考虑可调节床。

过敏或哮喘患者适用的床

大多数床垫都容易滋生尘螨，所以应该选择易于翻动和清洁的床垫，问清楚床垫使用的填充物是什么，以防对其过敏。

一张床最重要的构件就是床垫，它应该与床架完美匹配。床垫由三个主要部分组成：支撑层、填充层和面料层。支撑层一般是弹簧或泡沫，面料层又称为"布料层"。床垫应该感觉舒适，并且贴合身体形状。通常，使用的弹簧数量越多，支撑效果越好。有一个方法可以用来检查我们自己的床垫是否能够提供适当的支撑，在买新床垫的时候也可以用此方法。即我们平躺在床垫上，将手平贴床垫插入腰部弧度处，如果感觉到有阻力，则表示床垫太软；如果手可以自由移动，则说明床垫太硬，因为硬床垫会造成床垫和腰椎之间留有较大间隙。能够提供理想支撑的床垫是那种恰好可以让手与床垫及腰部紧密相贴，让脊椎保持自然的"S"形曲线的床垫。

确保身体得到适当的支撑之后，我们还需要关注头部是否舒适，应当根据自己喜欢的睡眠姿势，选择合适的枕头用以支撑头部。一般来说，如果你习惯仰睡或侧睡，枕头应该硬一点，如果习惯趴着睡，枕头则要软一点。羽毛枕比其他类型的枕头更贴合头部形状，但价格高，而且容易引起过敏反应，包括哮喘和鼻炎。现在，由泡沫或合成纤维制成的优质枕头已被广泛使用。婴儿在一岁之前不应该睡枕头，否则会有窒息的危险。

下一个要考虑的是床上用品，它不仅会影响舒适度，还会影响体温。如今，许多国家较流行薄被或被子上加一个被套，这种被子能和身体比较贴合。但这不适合一岁以下的婴儿，他们上下都应该是纯棉材质的床单，上覆多孔透气的毯子。有些成年人仍然喜欢传统的床单和毯子，因为可以根据自己的喜好轻松地增加或减少层数。填充材料以棉花和羊毛等天然材料为佳，除非你对它们过敏，否则应该选择这类床品。

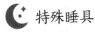

特殊睡具

水床

这种床自动提供合适的支撑，均匀分配重量，消除局部承压现象，卫生且不致敏。它包括一个充水的乙烯基床垫、泡沫软边框或木制硬边框。

蒲团

在日本，传统的蒲团通常是由多层棉絮制成的。它坚实、不含弹簧，可以很好地贴合身形，但它需要置于通风良好的地方并需要经常抖动以防止变硬。

吊床

棉质吊床便携、卫生，是炎热气候下的理想选择，因为它们允许空气在身体表面循环。它最大的优势在于，如果发现自己静躺在床上睡不着，可以轻轻地把自己摇晃入睡。

睡眠同伴

我们大多数人的童年和青少年时期都是独自睡在家中自己的床上的，一般拥有自己的房间。通常只有在结婚后或与伴侣建立长期关系时，才不得不需要习惯与他人合用一张床。虽然和别人同睡可能会互相影响，但有证据表明它也可以促进睡眠。

20世纪30年代以来的研究表明，一个人睡眠时每小时会动10次到12次，其中超过一半是比较大的位置变换。那么，这些身体的翻动会干扰旁边伴侣的睡眠吗？事实上，平时睡在一起的人在"另一半"不在身边睡时的确翻身较少（表明干扰较少），但研究也表明，年轻夫妇在睡眠中往往步调一致。有趣的是，相伴较长久的老年伴侣却缺少一致性，这或许是人们随着年龄的增长睡眠不稳的原因之一。

伴侣的助睡作用还体现在其他方面。一次适度的按摩能带来相当深的精神放松，同时缓解身体的紧张。这也会增进伴侣之间感官上的愉悦，有助于保持情感上的亲密。按摩带来的温暖、舒适和幸福感都能让人拥有一个美好的夜间睡眠。相互的睡前按摩让彼此放松，或者两人也可以在睡觉前一起冥想。

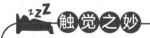

触觉之妙

练习三

相互按摩是施与者和受施者之间触觉的双向交流，可以调节气氛，加强伴侣之间的关系，使睡眠更同步，并减少两人夜间睡眠翻身的干扰。睡前试试和伴侣做以下简单的肩部按摩，轮流扮演主动和被动的角色。

1. 在家里找一个安静的房间（但不是卧室），调暗灯光，播放柔和的音乐，营造一种宁静的气氛。点燃一支有香味的蜡烛，让香气带你们回到两人一起度过的快乐、慵懒的时光。

2. 在地板上放一条毛巾，让你的伴侣趴在上面，头转向一边。将双手拇指放在脊柱与两侧的肩胛骨之间，其他手指放在肩膀上。

3. 小幅度、有节律地外旋拇指划圈揉动，沿脊柱向下，然后向外、向上回至肩膀。

4. 如果伴侣的头转向右侧，则用手指捏左肩肌肉，轻轻地将紧张的肌肉揉松，然后将他/她的头转向左侧揉右肩肌肉，交替进行此动作。

和孩子同睡

　　婴幼儿睡在哪里，这在不同的文化和种族群体里有着很大的不同。气候、房子大小、孩子数量以及父母对隐私的重视程度都是影响孩子睡眠地点的因素。在西方，婴儿一般睡在婴儿床里（较大的孩子有自己的床）。但在世界上其他地方，婴儿通常与母亲一起睡，有时也会与双亲同睡。让婴儿单独睡一个房间是较晚出现的现象，迄今为止还没有研究对婴儿独睡的影响得出结论。然而，越来越多的欧美人发现，与婴儿一起睡看似不符合传统习惯，却是可以改善全家人睡眠的可行方法。

　　18世纪以前，西方家庭不论其经济状况或地位如何，与婴儿睡一张床是家常做法。只是在18世纪医学界开始对孩子的抚养方式给出建议之后，大家才学着让婴幼儿分床睡。医学界这一观点是由美国著名儿科医生本杰明·斯波克博士在其畅销书《婴儿与儿童保育》中提出的。该书于1946年首次出版，至今仍影响着数百万美国儿童的成长。然而，并非所有家庭都采纳了这些建议。例如，研究表明，非裔美国人经常和他们的孩子一起睡觉，而生活在阿巴拉契亚山脉地区的家庭也没有把这些建议当真，大约三分之二的婴儿和父母在同一张床上或同一个房间睡。美国许多白人父母允许生病需要格外照看的孩子在晚上某段时间与他们同睡。日本和意大利的父母也有与婴儿同睡的悠久传统。睡眠习惯的文化差异反映的是对孩子独立的态度上的根本差异。美国父母大多认为孩子应该尽快独立，而非裔美国人、阿巴拉契亚山居人、日本和意大利家庭则更看重更加依存的家庭关系。

婴儿的自然睡眠疗法

如果襁褓包裹、摇动或摇篮曲无法哄睡宝宝，你可以试着让宝宝喝一杯花草茶（以下所有药物对儿童来说都是安全的，但仍然建议在给儿童服用任何药物之前，咨询一下药剂师）。

甘菊是最受欢迎、最知名的草药疗法之一，它可以制成一种镇静安眠的茶，用瓶子或杯子凉至合适的温度喂给宝宝喝。大一点的婴儿可以加一点蜂蜜（一岁以下的孩子不宜食用蜂蜜）。莳萝也是几百年来用于哄婴儿入睡的草药。这个名字实际上来源于英语中的盎格鲁-撒克逊土语词"哄"，或者你还可以试试茴香或薄荷。

父母与孩子同睡，无论是对孩子（新生儿也好，稍大点的孩子也好）还是对父母来说都有好处。对于蹒跚学步的孩子来说，若与父母分睡，他们有时会产生睡前焦虑，同睡则不会有这样的反应，因为他们知道，自己不是孤单一人，因而能更安心地入睡。与父母同睡的孩子也较少发生梦游或做噩梦之类的事件。对于父母而言，孩子睡在身边会更放心，从而睡得更好。同时，物理距离的拉近加强了代与代之间的情感关系。母乳喂养的母亲尤其受益于与婴儿同睡，因为她们不需要在夜间多次起床去哺乳或安抚孩子。婴儿一有动静，她们可以在第一时间把他揽入怀中喂奶。这对父亲来说也有好处，因为还没等婴儿哭出来，母亲就及时喂他了。

睡眠与新生儿

新生婴儿出生后的头几个月虽然是一段美好时光，但却是令人精疲力竭的时期，因为在这段时期，你的睡眠模式不可避免地会被打乱。如果你感到疲劳，不要为了保持清醒去喝像茶和咖啡这样能提神的饮料，因为一旦它们提神的作用消失，你会感到更疲倦。哺乳期咖啡因还会进入乳汁，令婴儿兴奋。这一阶段也请避免饮酒和吃药，包括使用镇静剂。这一时期更是充满挑战，应尝试下面的一些技巧，尽可能地多睡。

• 能睡则睡。白天不要想着做什么家务或跟别人联系等等，孩子睡你就睡。

• 如果你是一位职业母亲，周末的时候按宝宝的节奏睡。

• 尽量在给宝宝喂奶后立即上床睡觉。这样你可以在宝宝醒来或再次喂奶之前更可能获得一些深度睡眠。

• 尽管白天你可能会感到疲劳，但尝试保持忙碌，进行温和但有吸引力的活动以防意外入睡。

与婴儿同睡的父母最担心的一个问题是，他们会无意中翻身压着孩子而造成伤害。但研究表明，父母即使在睡眠中似乎也本能地意识到婴儿的存在，并自动相应地限制自己的动作。然而，如果喝了酒，或吃过药，包括一些处方药，都不应该与孩子同睡。如果自己不确定，请咨询医生。

有一点要记住，当与孩子同睡时，你可能需要少盖些被子，因为多一个人，多一份热量。注意不要让新生儿太热，因为他们没有能力掀开被子调节体温。

和孩子同睡不需要任何设备，但最好买一个超宽的床垫。将床垫放在地上会更方便也更安全，这样婴儿就不会从床上滚下来，也方便你在婴儿长大一点或者当你有了另一个孩子时，在原来的床垫旁边加一个床垫来扩大睡眠区。当孩子决定自己睡时，你可以将多余的床垫移开。

光强与光谱

光有两个特性，一是强度，二是颜色，它们会以不同的方式影响睡眠。光的强度不会直接影响睡眠者，它对睡眠者的主要影响要看个人从小养成的睡眠习惯。比如，如果一个人从小养成了在黑暗中睡眠，关灯则会令其睡得更好，反之亦然。光线对睡眠的间接影响会受到生物钟、褪黑激素以及它们对身体周期影响的调节。

对睡眠而言，多褶皱的帷幔式窗帘或百叶窗可以说是最重要的卧室家具。我们可以用它遮挡清晨（尤其是夏季清晨）的阳光，通过欺骗生物钟来调节睡眠模式，以满足日常生活的需要，所以应选择深色窗帘或百叶窗，从而更好地阻挡光线。帷幔窗帘应确保足够宽，并尽可能多地打褶，不在中间和两端留下任何缝隙。百叶窗要选择能够完全合上的，保证能遮挡住所有光线。

颜色对情绪有很大的影响，因此卧室一定要选择能够助眠的颜色。人们对颜色的感知各不相同，但一般来说，大多数人觉得红色和黄色令人兴奋，蓝色和绿色令人放松。由于人们对颜色的感知有个体差异，所以你需要找到自己感觉最宁静的色调。你也可以把卧室漆成中性色调，比如白色。白色可以和任何其他颜色相调和，然后搭配各种不同色调的亚麻织品、小地毯和靠垫，直到你找到最放松的色调。

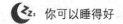

找到适合自己的色调

练习四

和声音一样，不同的颜色有着不同的振动频率，并影响着健康。因此，某些类型的音乐在听者的头脑中唤起某些色彩不足为奇。本则练习有助于你找到对自己最有催眠效果的颜色。（你需要一些白纸和彩铅或蜡笔。）

1. 从你的音乐收藏中挑选出能促进以下情绪的片段：快乐、激励、兴奋、沉思、忧郁和反思。

2. 每天晚上选一段听。当情绪随音乐而起，用铅笔或蜡笔表达你的感受。（若你不擅长绘画，就直接画色块。）例如，也许亨德尔的《弥赛亚》中的"哈利路亚合唱"让你画红色，或者西蒙和加芬克尔的《忧愁河上的金桥》让你想起蓝色。用这种方式表达自己，不要停，直到音乐结束。

3. 画完后，在纸的反面记下播放音乐前你的心情，接着写下你觉得此音乐能唤起的情绪，以及实际听此音乐时的感受。

　　4. 当你听完所有情绪类别的音乐后，回看你画的各种颜色，想想哪一种颜色让你感觉最放松呢？

卧室风水

中国古代的风水理论认为，我们周身流动着的无形但强大的宇宙能量（气）可以增进健康、带来福祉和繁荣。"风水"的字面意思是"风"和"水"（中国人认为，风和水是最早开辟出土地的两个元素），它们在东方已经存在了几千年，现在在西方也非常流行。

最初，风水用于为死者寻找最吉利的埋葬地。然而，在现代，风水理论是用来平衡两种既互补又对立的两个元素，即阴和阳，以达到调和生者周围环境（即阳宅）的气的作用。阴被认为是这两种对立的能量中被动、黑暗、阴柔的那一方力量，而阳则是主动、光明、阳刚的力量。卧室中保持阴阳平衡极其重要，因为人们的睡眠环境既需要放松（阴）以促进睡眠，也需要补充能量（阳），使人们醒来之后充满活力。

根据风水原理，卧室应该是一个规则的形状（最理想的是正方形或长方形），装饰简单，不杂乱。我们试着坐在床上打量房间，看一看这个睡眠环境有什么跟睡眠无关的东西，比如电脑或者挂在门后的户外穿的外套，然后收拾走不属于卧室的任何东西。衣服和洗漱用品应存放在橱柜中，尽可能藏起来以减少过多的视觉刺激。墙上应该避免挂镜子（把它们放在衣柜门的内侧），除非你的卧室不是正方形或长方形的，需要在缺角的地方挂镜子反射出一个角。如果你的卧室里需要一面镜子，尽量不要把它放在床的对面，因为它会在你睡觉时把能量反射回来。床应该有腿将床板架高，离开地板一段距离，使睡床周围的气可以流通，而不是像蒲团床垫一样平放在地板上。床的位置最好是当你躺在床上时，能看得到人进出。

风水理论还认为，床不能随便放置，应仔细选择某个能量场。窗户和门之间、门和门之间的能量是直接对流的，所以尽量不要把床置于这些空间，因为流动的能量会扰乱睡眠。虽然我们大家可能很享受卧室带有一个豪华的浴室，但在风水学中，这被认为是具有破坏作用的。如果你的卧室带有浴室，一定要避免将床放在浴室门和卧室门之间，因为这个空间有能量冲突——一个是洗浴场所，一个是休息场所。化解的办法是，在两门之间设置一面屏风阻挡气流交换，不要在意这会占用空间。白天如果阳光能直射到床上，就应该把床移到较暗的地方，睡床不宜接受太多太阳的能量。

床头上方的墙上不宜挂画或书架等任何东西。要想睡得好，头部周围应该保持非常整洁。如果你住的套房公寓是卧室兼起居室，那么就把床周围的区域开辟出一个独自的空间，不在其中放置任何其他用途的物品。

最后一个被认为对睡眠质量和其持续时间都有相当大影响的因素是你躺在床上时头部指向的方向。接下来你会看到一张八卦图，帮你找到头部的最佳方位，你可以相应地调整床的位置。

☽ 地球能量的威力

大家调整床位的同时，也不要忘了，我们居住的建筑物下面的土地也是会散发能量的，被称为"地气"。

一些风水师认为，地气有可能会对睡眠和健康有相当大的影响。如果把床放在了地球能量线交汇地，电磁场因此会加强，睡眠者就有可能会发生睡眠障碍，如梦游或做噩梦。但对那些对地气特别敏感的人来说反而影响不大，因为他们可能会及早发现自己总在床的某个位置醒来，所以本能地会将自己从能量场移开。解决这个问题需要改变床的位置，但如果睡眠受到严重干扰，最好还是请一位专业探测人员来处理有问题的区域。

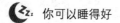

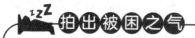

练习五

卧室中有气被困会造成阴阳失衡，对睡眠产生不利影响。气可能会被困于床下和被子下面、衣柜、抽屉以及房间的角落。风水师使用的一种空间清理技术是"拍出"这种停滞的能量。

1. 打量你的卧室。找出气可能被困的区域，尤其是角落，这既指邻接墙壁形成的角落，也指靠墙家具与墙壁形成的角落。同理，家具下的空隙也算在内。

2. 从入口处开始，逆时针方向在房间内走动，见到墙角就面对它，双手举过头顶，轻轻拍手两次（卧室是一个安静的空间，需要轻轻拍手），然后将手臂置于胸口高度，再次轻轻拍手两次，接着在腰部位置重复进行，然后走向下一个气困处。最后在家具和墙壁形成的角落从上往下一一拍打；蹲下，轻轻拍拍家具下面的缝隙口；打开衣橱或抽屉，拍击里面。

3. 掀开被单，在床的两侧依次从床头、床身、床脚拍打两次，再蹲下来，在两侧床下轻轻拍手。

4. 完成后，用流动的冷水洗手，可以消除手上积聚的静止的能量。

八卦图

　　为了获得最佳的睡眠，风水专家很强调睡眠时头部的朝向。根据中国的十二生肖法则，朝向最吉祥的位置能最大限度地拥有健康和福气。要找到这个最佳方位（也称之为"生气"）需要借助八卦图实现。该图基于八个罗盘方位，每个罗盘方位主管特定的生活领域。例如，向北的方位主管着成功的人际关系。

　　首先查中国的十二生肖表，确定自己的出生年是哪个生肖（大多数人可通过此表查到与自己出生的公历年份相对应的生肖，但如果你的生日在1月1日至2月20日之间，你需要查看自己出生年份的中国农历的日历，这些信息可以在中国专门的网站上找到）。在你出生年份所在栏的顶部有一个动物名，这就是你的中国生辰星座——生肖。例如，1975年5

月出生的女孩属兔，因为她出生在兔年。再看女孩出生年份那行的最左端，这里的数字是6。接下来就要查卦表，在卦表的兔栏下移至数字6女性那一行，得到8，此为卦数。最后通过卦数查生气表，就可确定女孩睡眠的方向。在生肖表找到8，对应的是不分男女西南向，即最佳的睡眠方向是头向西南。

生肖表　查找生肖

	鼠	牛	虎	兔	龙	蛇	马	羊	猴	鸡	狗	猪
1	1912	1913	1914	1915	1916	1917	1918	1919	1920	1921	1922	1923
2	1924	1925	1926	1927	1928	1929	1930	1931	1932	1933	1934	1935
3	1936	1937	1938	1939	1940	1941	1942	1943	1944	1945	1946	1947
4	1948	1949	1950	1951	1952	1953	1954	1955	1965	1957	1958	1959
5	1960	1961	1962	1963	1964	1965	1966	1967	1968	1969	1970	1971
6	1972	1973	1974	1975	1976	1977	1978	1979	1980	1981	1982	1983
7	1984	1985	1986	1987	1988	1989	1990	1991	1992	1993	1994	1995
8	1996	1997	1998	1999	2000	2001	2002	2003	2004	2005	2006	2007

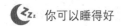

卦数　确定你的卦数

	鼠	牛	虎	兔	龙	蛇	马	羊	猴	鸡	狗	猪
♂1	7	6	5	4	3	2	1	9	8	7	6	5
♀1	8	9	1	2	3	4	5	6	7	8	9	1
♂2	4	3	2	1	9	8	7	6	5	4	3	2
♀2	2	3	4	5	6	7	8	9	1	2	3	4
♂3	1	9	8	7	6	5	4	3	2	1	9	8
♀3	5	6	7	8	9	1	2	3	4	5	6	7
♂4	7	6	5	4	3	2	1	9	8	7	6	5
♀4	8	9	1	2	3	4	5	6	7	8	9	1
♂5	4	3	2	1	9	8	7	6	5	4	3	2
♀5	2	3	4	5	6	7	8	9	1	2	3	4
♂6	1	9	8	7	6	5	4	3	2	1	9	8
♀6	5	6	7	8	9	1	2	3	4	5	6	7
♂7	7	6	5	4	3	2	1	9	8	7	6	5
♀7	8	9	1	2	3	4	5	6	7	8	9	1
♂8	4	3	2	1	9	8	7	6	5	4	3	2
♀8	2	3	4	5	6	7	8	9	1	2	3	4

生机　睡眠的最佳方向

卦数	1	2	3	4	5	6	7	8	9
所有人	东南	东北	南	北		西	西北	西南	东
男　性					东北				
女　性					西南				

88

睡眠中的身体

我们已经知道，人们需要睡眠的原因之一是让身体有时间进行自我修复和更新，以便第二天各项功能运转正常。然而，西方的现代生活方式扰乱了自然的睡眠模式，人们不再依照自然变化的规律日出而作、日落而息，而是采用人工照明熬至深夜而不睡。职场的压力让大家没时间休息，上床时已是精疲力竭、神经紧张，再综合考虑对健康有害的其他各因素，比如不平衡的饮食、吸烟、喝酒以及狂喝咖啡，失眠在所难免。

在本章中，我们将探讨哪些行为更有利于睡眠，通过研究东西方的饮食、锻炼方法和身体放松技巧，帮助大家学会如何更健康、更和谐地生活，促使我们获得美满生活所需要的、充足且令人神清气爽的深度睡眠。

促眠饮食

进食会提高人的新陈代谢率，令体温升高，换句话说，进食令神经兴奋。大家知道，体温下降才适合睡眠，这通常发生在就寝前一小时左右。因此，很显然，如果我们睡前吃东西，那么入睡能力有可能会受到严重影响。然而，大家可能都有一个亲身体验，那就是在吃了一顿丰盛的午餐之后，我们常会在下午感到困倦，这是因为人在体温高时进食会导致大脑将能量从肌肉转移到消化系统，造成肌肉能量不足。那么如果我们想适时获得充足睡眠，应该在什么时候进食呢？很简单，尽量避免在结束了一天的工作之后过量进食晚餐，而且晚餐一定不要晚于睡前三个小时。少食多餐好过一天一大一小两餐或两顿大餐。少食多餐有助于新陈代谢保持平稳，使进食对我们的入睡能力（或清醒能力）的影响最小化。

☾ 做个美梦

大家可以试试下面这个用牛奶制成的美味饮品，它含有促进睡眠的天然化学物质色氨酸。将200毫升的牛奶放入一个小平底锅中，搅拌进一茶匙肉桂粉，将混合物煮沸，用小火炖几分钟，倒入马克杯饮用。如有必要，加入蜂蜜调味。

刚刚我们了解了日常饮食宜少食多餐，下面我们了解一下食物对睡眠的影响。人们认为，有些食物会扰乱睡眠，有些会促进睡眠。以奶酪为例，人们普遍认为奶酪会令人做噩梦。科学证据也表明它们之间确实存在联系，因为酪胺（奶酪中的一种成分）是会导致高血压升高的化学物质水平，而高血压是一种与噩梦相关的应激症状。相反，生菜被古埃及人用于催眠和止痛。尽管最近的研究证实，生菜中存在一种止痛鸦片剂，但其含量非常低，对睡眠的影响可以忽略不计。

食物对人们生活的方方面面都有深远的影响。如果吃得不健康，我们会患上胃灼热、消化不良和其他食源性疾病，进而对睡眠产生不利影响。通过饮食改善睡眠指的是保证健康饮食，而不仅仅是提高睡眠质量。

　　我们应该确保从食物中获得充足的维生素。一些研究人员认为，饮食中缺乏B族维生素（特别是烟酸、泛酸、B_6和B_{12}）会导致睡眠问题。如果你喜欢吃肉，就尽量吃瘦肉、小羊肉和小牛肉；如果你喜欢吃鱼，就多吃鳟鱼和沙丁鱼，它们含有多种B族维生素；鸡肉、金枪鱼和强化早餐麦片可提供烟酸；蚕豆富含泛酸；小麦胚芽、大菱鲆、核桃和烤土豆含有维生素B_6，而维生素B_{12}存在于酸奶、奶酪和海藻中。

　　研究表明，矿物质镁可以显著影响我们的睡眠质量。一项研究证明，吃含镁量高的食物可以改善夜间睡眠，减少惊醒。绿色蔬菜、鳄梨、香蕉、花生酱、坚果都是这种重要矿物质的良好来源。

　　我们应该多吃有机食物！许多食物都含有有害的添加剂，这些添加剂会对我们的睡眠产生不利影响。比如谷氨酸钠（MSG），它通常存在于加工食品和东方饮食中，并已知会引起消化不良、胃灼热、头痛和许多其他影响睡眠的疾病（请注意，除了作为添加剂外，谷氨酸钠还天然存在于蘑菇、胡萝卜和一些海藻中）。另一种需要避免的添加剂是黄色的柠檬黄（E-102），它广泛存在于汽水、饼干和糖果中，与儿童多动症有关，被认为会引发哮喘，易感人群的湿疹、皮疹和其他过敏或炎症反应。

当然，影响我们整体健康进而影响睡眠的不仅有吃的食物，还有喝的饮料。除了避免咖啡因等对睡眠明显有害的饮品外，我们还要记住，一个人的身体每天需要1.7升到2.3升的水来补充当天自然流失的水分。遗憾的是，我们大多数人很少喝那么多水。他们没有意识到，脱水可能是导致晚上睡眠差的原因。回想你早上醒来时有没有常感觉没精打采、口干舌燥？许多人甚至夜里要去厨房喝杯水。

我们为什么不利用三天时间做一个小实验呢？从明天开始，每天有意识地喝1.7升到2.3升水，每隔一段时间喝一次（但一定要在一天的早些时候开始，否则你可能会在晚上醒来去上厕所）。实验期间，在你的睡眠日志中记下每天早上醒来的感觉，有没有觉得自己脑子更好使、更少有没精打采的感觉？是不是头脑更"清醒"？即使你感觉多喝水似乎收效甚微或根本没用，或影响你睡眠的是其他因素，你也该及时补充身体必要的液体，使身体各项功能达到最佳状态。这将提高你的整体健康水平，进而对你的睡眠产生有益的影响。

抓捕偷眠贼

喝咖啡、茶和可乐等饮料，或者来几杯啤酒、葡萄酒，吸一支烟帮助放松是西方现代生活常有的社会行为。但有多少人意识到这些酒水饮料和香烟含有三种主要的"偷眠贼"——咖啡因、酒精和尼古丁。它们是刺激或抑制大脑的强大化合物，对我们的睡眠有相当大的影响。

很多人觉得，如果不来一杯咖啡或茶，他们会不知道怎么开启一天的生活和工作。这些饮料的刺激作用是由化学物质咖啡因引起的（茶中的咖啡因含量比咖啡少，但足以提神）。它激活大脑中的清醒中枢，能提神，也能提高身体的承受力。但是我们摄入的咖啡因越多，对它的耐受力就越高，就越需要更多的咖啡因来获得同样的警觉水平。相反，如果我们减少并开始定量摄入，虽然摄入得不多，却会更有效。

咖啡因在体内停留数小时，而在孕妇体内停留的时间是非孕妇的五倍长。一天如果摄入大量咖啡，咖啡因会产生累积效应，使人难以入睡且易醒。为了确保咖啡因不会干扰睡眠，最好在睡前十小时内避免饮用含有这种化学物质的饮料。如果做不到，那么你要限制一天的摄入量，只喝一两杯，而且要趁早喝。

然而，如果你真的想改善睡眠，明智的做法是，中午起改喝不含咖啡因的饮料。要是想念咖啡和茶的味道，也没有必要绝望，不含咖啡因的饮品现在随处可见。或者你可以试试草药茶，如蒲公英咖啡、玫瑰果茶、薄荷茶和茴香茶，这是更健康、不含化学物质的替代品。如果你平时喝很多可乐和其他碳酸饮料，就用碳酸矿泉水代替。这会让你喝水量增加，增进健康。

喝含有咖啡因的冷热饮料起到的是提神作用，而喝酒的作用恰恰相反。大多数人偶尔因要应酬而有时喝点酒，或者每天晚上喝一小杯帮助放松。少量的酒精，比如一杯葡萄酒，可以起到镇静作用，但大量的酒精会减少深度睡眠和快速眼动睡眠，影响睡眠质量，饮酒后会频繁醒来，出现大汗淋漓、心悸和不安的情形。

 促眠药茶

　　虽然超市和健康食物商店有药茶出售，我们也可以自制药茶用以助眠。选择下面的一种、两种或三种，随意组合搭配——啤酒花、缬草、卡莫尼尔、西番莲、黄芩、柠檬香膏，热水浸泡5分钟，傍晚饮用，便于它们在就寝前有时间起作用。

　　你一旦为改善睡眠而决定完全戒酒，那就需要制定一个策略，帮助你在聚会、招待会以及与朋友或同事一起去酒吧时抵制诱惑。选择不含酒精或酒精较低的葡萄酒、啤酒、果汁或饮用矿泉水，但要注意避免喝富含咖啡因的可乐和苏打水，因为它们含有可能影响睡眠的添加剂。一些酒吧和餐馆还提供一系列不含酒精的鸡尾酒，现场制作，含有促进健康的天然果汁。

如果你平时习惯在睡前喝一杯"睡前酒"来帮助入睡，那么反思一下自己潜在的动机。回想一下你什么时候开始喝的？当时你的生活中是不是有什么事发生？是因为情绪低落吗？还是有情感问题？很可能早就时已过境已迁，睡前喝酒只是因为养成了习惯而已。这种情况下，可以用助眠的热牛奶饮料或花草茶代替饮酒。如果还解决不了失眠问题，也许你可以尝试另一种方法——睡前找一个贴心朋友或比较亲近的家人，给他们打电话，倾诉你的困扰，而不是依赖酒精。晒烦恼的方式会有助于定心，从而帮助睡眠。

第三个偷眠贼是尼古丁。我们每吸一口烟都会吸入尼古丁。虽然最初大家想用尼古丁提神，但它的作用并不持续，吸完烟后用不了多久精神就会松懈。这给人们一个错觉，吸烟可以助眠。很遗憾，吸烟带来的放松实际上是来自吸烟者对尼古丁的渴望暂时得到了满足。他们可能能够入睡，但一旦尼古丁被代谢掉，大脑就会将其唤醒，提醒他们需要更多的尼古丁。尼古丁还会触发肾上腺素的分泌，这是身体的应激反应，会阻止我们获得所需的深度睡眠。

宾夕法尼亚州立大学最近的一项研究表明，吸烟影响睡眠。该研究发现，吸烟者入睡的时间大约是不吸烟者的两倍。然而，有趣的是，在戒烟后的两个晚上，戒烟者的入睡时间从平均52分钟下降到了18分钟。

没有所谓的"最好"的方法戒烟，有很多不同的方法。例如，你可以逐渐减少吸烟量，用尼古丁贴片或口香糖代替；或者你可以尝试另类疗法，如催眠疗法或针灸疗法。

最后，尽可能避开吸烟场所，而且绝不允许自己在床上或卧室吸烟，尤其是在睡前。

促眠运动

人体的设计本来就是要多活动，如果我们整日不动，每天大部分时间坐在办公桌前，出门就坐车，那么原本该有的活动量就会不足，从而对健康产生危害。身体长时间保持一种姿势，肌肉会紧张并累积，积攒起的压力会让我们的身体在晚上的睡眠中得不到休息，长此以往引发失眠。辗转难眠就会胡思乱想，因为睡不着而担忧，身体的问题还没有解决，又增添了心理的压力，会使我们越发紧张，就这样恶性循环下去。所以可以毫不夸张地说，一些失眠问题仅仅是因为我们白天身体活动少或强度不足所致。而缓解紧张情绪并帮助入睡的简单方法就是多运动！

但是，如果想到运动就让你不寒而栗，那么你一定要清楚，不是剧烈的运动才叫运动，运动也有温和的方式，你无须挑战运动的极限。例如，在睡前做做伸展运动就能让紧张的身体松弛下来。或者，你可以把运动融入日常工作中，防止压力累积。如果你习惯于在办公楼乘坐电梯，那就试试爬楼梯。你可以先从下楼梯开始，从先下一层开始，然后慢慢增加到两层，依此类推。下楼没问题了，就可以给自己设定更高的目标，挑战上楼。重要的是开始做起来，但如果你体重超标、心脏有毛病或有其他身体问题，你应该在着手锻炼前咨询医生。记住，倾听身体发出的声音，理性地做出反应。

　　体育运动可以影响代谢率和体温，其对睡眠的作用与饮食基本相同。由于运动带来的各种代谢和激素变化会刺激并提高体温，而体温下降促进睡眠，所以如果我们想通过运动改善睡眠，就应该在下午临近结束时停止做任何剧烈的运动。早期的研究表明，白天在跑步机上行走可以促进当晚的睡眠，但前提是至少在睡前5个到6个小时进行。

　　运动后的放松状态也有助于我们获得充足的深度睡眠。那么，需要做多少运动才能改善睡眠呢？这可能比你想象的要少——如果你进行的是可以增进氧气消耗、改善呼吸、加强心功能和血循环的有氧运动，每周进行3次20分钟的训练就可以了，这样做就会有利于你的健康，帮你睡得更好。

此外，还有重要的一点是，只要你的运动让你达到"目标心率范围"，任何运动方案都有助于改善睡眠。那么怎么知道自己的目标心率范围呢？方法是用220减去你的年龄，得数即为你这个年龄的人建议的最大运动心率。然后计算该数字的60%和75%，即给出运动期间心率目标范围的下限和上限。例如，如果你35岁，220-35=185，这是你每分钟的最大心率；这个数字的60%和75%分别是111和138，所以你运动时的目标心率在每分钟111次到138次之间。任何有氧运动，如骑自行车、游泳、慢跑，等等，只要能让你的心率在目标范围内保持20分钟，就是适度的。你可以停下来摸一摸脉搏，数一数一分钟心跳的次数来监测运动期间的心率。

选择一项你喜欢的活动或运动，因为喜欢才能坚持。一定要变通一些，如果你渐渐对游泳等厌倦了，还有其他多种舒缓的锻炼方式，可参照接下来几页内容给出的建议。但无论你做什么运动，都不要超过身体极限。开始前要做5分钟的热身运动，运动后再做5分钟的整理运动，否则你会有受伤的风险，而疼痛肯定无助于改善睡眠。

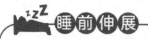睡前伸展

练习六

运动不一定要特别剧烈才有作用。久坐不动的生活方式会对我们的身姿产生不良影响，令脖子和后背僵硬疼痛。由于日常生活中产生的大部分紧张集中在脊柱部位，因此，睡前拉伸这个区域有助于缓解脊背僵硬，从而促进入睡，避免夜间或早上醒来时出现肌肉疼痛。

1. 跪坐。脚背平贴地面，身体坐于后跟，双臂前伸，上身向前"叠"向大腿，直到前额触地，然后双臂回至身体两侧，掌心向上，平缓深呼吸1分钟。

2. 身体前移，双手双膝撑地，双手与肩同宽，膝盖位于臀部正下方。吸气，抬头，同时将臀部外推，胸背部下沉做猫式伸展，有节奏地呼吸，保持姿势大约30秒。

3. 吸气，低头，直至头顶向下，姿势如同双眼看向两腿之间一般。呼气时，下巴向胸部收，背部向上拱起，收臀。有节奏地呼吸，保持姿势大约30秒。

4. 重复第1步，平缓深呼吸1分钟。

印度方案

瑜伽是一项古老的印度传统健身法，它通过各种不同的姿势、呼吸练习和冥想以达到平衡身体能量的功效，也被称为普拉纳呼吸法。这项古老的锻炼法在西方很盛行，被认为是促进健康和个人发展的极佳训练方法。瑜伽适用于任何年龄和健康水平的人，是一项非竞技的运动，允许参与者按照自己的节奏推进。虽然跟着一位胜任的教练更好，但一些基本的练习没有教练指导也可以做。

瑜伽大师，即那些高级瑜伽修行者，几乎不知道睡眠问题是何物。那么他们的秘诀是什么呢？遗憾的是，并没有神奇的秘诀。瑜伽练习改善睡眠的关键是通过采取各种姿势或体位，做呼吸练习，即调息法，帮助人放松。

哈达瑜伽是西方练习最广的一种瑜伽。它典型的练习包括热身，然后是几个伸展身体各部位的姿势，再然后是放松阶段，其间主要是控制呼吸。最简单有用的一个姿势是摊尸式，通常在瑜伽练习的开始和结束时进行。平躺，双臂放于身体两侧，手掌朝上，双脚相距约50厘米。闭上双眼，深呼吸，左右转动头部直到耳朵触地，然后将头摆正，专注呼吸至少5分钟，或者坚持到你感到完全放松为止。

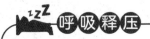

练习七

在紧张忙碌了一天之后，可以做做这个结合了呼吸和手臂运动的睡前练习法来消除紧张、放松身体。这个练习要在睡前20分钟进行，它可以使你呼吸缓慢而均匀，从而改善睡眠。

1. 坐在椅子上，双臂放在身体两侧，闭上眼睛，放空大脑，什么都不想，专注呼吸的节奏，持续2到3分钟。

2. 缓慢吸气，双臂慢慢抬起，在身前交叉，向上举过头顶，同时展开交叉，呼气，两手臂向两侧下落，整个动作是缓慢的环形划动，重复动作4次。

3. 吸气，双臂向外向上举，举至头顶两手指尖相接。呼气，手臂同时落下，重复动作3次。

4. 吸气，双臂平行前伸，笔直举过头顶。呼气，放下双臂，重复动作2次。

中国传统促眠法

在中国的传统医学中，失眠被认为是由气（能量）的运行不畅造成的。气沿着十二条称之为经络的路径流经身体各主要器官，其运行是由阴阳两种力量的相互作用推动的，它们被认为是宇宙法则中既对立又互补的两个方面。例如，黑暗和光明、女性和男性，等等。然而，中国传统医学还认为，世界上不存在纯阴或纯阳，而总是阴中有阳、阳中有阴。

身体的十二个主要器官（对应十二经脉）被分为六阴六阳。阴阳和谐，则睡眠正。睡眠不好则是某个特定器官中这两种力量的不平衡引起的。例如，夜间睡眠不踏实、睡睡醒醒，表明肾失衡；经常性早醒表明胆不平衡；多梦且梦境生动说明肝或心失衡。中国人早已发明了各种各样的运动，用以平衡体内的阴阳并调节气的运行。接下来，我们将探讨一些有助于睡眠的传统做法，比如传统的太极拳、气功和穴位按摩。

中国的太极拳是一种动态冥想的运动，它既能促进身体能量的循环，又能让头脑的注意力集中。这种身心结合的锻炼特别有助于改善睡眠，因为它通过放松肌肉来缓解人身体的紧张，并稳定情绪。太极拳的动作和节奏也能促进身体平衡和协调的能力，加强精确的肌肉控制力和柔韧性。

据说，6世纪的印度僧侣达摩发明了太极拳的早期形式，他创造了一种冥想和运动相结合的方法来改善僧侣们的身体健康状况。最初的十三式太极拳姿势是静态姿势，后来演变成一系列连续的动作。虽然太极拳后来发展成为一门武术，但它的精要仍在于养心和放松，而非提高武力增加力量。打太极拳不需要特殊设备，无论一个人年龄几何、身体素质如何，他都可以完成动作。如今在中国，有大批的人在户外练习太极拳，这是他们早起的第一件事，是为接下来的一整天做好准备。但也有些太极拳的动作更适合在晚上进行，以帮助放松。

有一个你可以试做的简单而起效快的练习，主要用于放松肩膀和手臂，可在睡前大约一个小时练习。两脚开步与肩同宽站立，左手放于左肩，右手放于右肩。现在用肘部做圆周运动，先向前旋转30秒，然后再向后旋转30秒。然后，将手臂抬至与地面平行。打开双手前伸，慢慢地将右臂尽可能高举，同时左臂向下置于身侧。保持此姿势10秒钟，然后换另一面，重复此动作两次。

　　另一个在西方日益流行的是气功，许多人最初是通过对太极拳的兴趣进而学习气功。事实上，太极拳被一些人视为动态的气功，因为这两门学科有着几乎相同的基本原理。气功的练习始于5000多年前的中国。从那以后，它被佛家和道家子弟、医家和从武者不断发展和完善。

　　气功对睡眠的改善作用是通过身体的动作和姿势以及呼吸控制和冥想协调身体的气来实现的。大家可以试试做一做加强肾经中气的运行的放松练习，这条经的气的失衡特别影响睡眠（肾脏位于脊柱两侧，腰部以上，肋骨下方）。仰卧，右腿弯曲，向上向外打开，右脚底贴于左膝内侧。左手掌心朝上，贴放于左肾下，右手掌心向下，贴放于肚脐。想象你的左手热量传达至左肾，右手热量通过肚脐进入身体，也传达至左肾。换另一侧（左腿弯曲）重复此动作。

　　古老的穴位按压术也可以用于治疗失眠。基于与针灸相同的原理，穴位按压是一种用拇指或中指、食指按压或按摩叫作穴位的生命能量点以平衡身体的气的技术。任何人都可以使用穴位按压作为一种自疗方法。对他人施行的话，穴位按压也是中国的"急救"方式。

穴位按摩促眠

练习八

　　每晚睡前一小时指压以下穴位，上床时再做一次，坚持至少两周。可能的话坚持更长时间，以便更好地观察睡眠的全面改善。

　　1. 从头部开始，用中指和食指指尖按压颅骨顶部中心约30秒。

　　2. 用双手食指尖在眉毛外侧做转揉运动30秒。接下来，用拇指指腹依次由内向外刮上眼眶和下眼眶，然后，搓热手掌，捂住双眼45秒钟，最后将掌跟轻轻放在紧闭的眼睑上30秒完成眼部护理。

　　3. 右手托住左手（双手掌心朝上），找到位于手腕折痕上与小指对齐的穴位（神门穴），用拇指指尖做按压、松开的动作约1分钟，然后换右手，重复同样动作。

　　4. 找到位于左前臂内侧左手腕上方约5厘米处肌腱之间的穴位，用拇指揉1分钟。换右手，重复此动作。

沐浴促眠

　　根据中国的水疗原理，睡眠问题可以通过在睡觉前大约半个小时洗15分钟到20分钟的热水澡来缓解。中国人认为，热水浴既能促进气的顺畅运行，又能促进血液循环。西方睡眠实验证实了这一说法，睡前热水沐浴确实有促进入睡的功效，尤其是对老年人来说。在洗澡水中加入草药尤其有效，如甘菊（具有镇静作用）。我们可以在沸水中注入两茶匙草药，静置10分钟，过滤药渣后注入洗澡水。

　　中医警告不要长时间洗浴，水温也不宜过高，因为这会提高我们的体温，对睡眠不利。虽然刚沐浴过后的感觉很放松，但之后我们或许会口渴和烦躁。更年期妇女尤其应该避免蒸汽浴，因为高温会引起不舒服的潮热和盗汗。

　　另一种帮助气的运行、促进睡眠的方法是足浴，这可以在就寝前进行。准备两个盆，一盆装热水（比平时洗澡水的温度略高），另一盆装冷水，确保水位没至脚踝。将双脚放在热水中3分钟，然后浸入冷水中30秒。重复此步骤4次，然后擦干脚，穿上保暖的袜子。

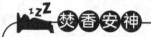焚香安神

练习九

当你特别需要睡好觉的时候，比如面试前夜，试试下面的吸气练习，洗澡后放松时做此练习尤其有效。可以在身旁摆些沉香木和香炭，沉香的香气有促进睡眠的作用，这两样东西在中草药商店都能买到。

1. 将沉香木研磨成粗粉或打碎，将香炭置于香炉或香盘上，点燃。

2. 坐于香炉旁，将沉香粉或沉香碎撒在香炭上，闭目，深吸其释放出的香味2分钟。

3. 开目，凑近其上方50厘米，缓缓吸入升起的香雾，节奏平稳地深呼吸。几分钟后，你会感到非常平静，然后专注于这种宁静的感觉1分钟。

4. 熄灭剩余香炭，上床就寝。

触摸安神

提高睡眠质量还有一个人们与生俱来就有的、非常有用的法宝——触摸，它具有抚慰身心的力量，却常常被我们忽略。自古以来，用手按摩是各国人民用来促进愈合、帮助身体恢复平衡、提高睡眠、恢复精力的方法。

人类是触觉生物，甚至在出生之前就对触摸很敏感。降生后一生都继续渴望着这种最基本的接触形式。但是由于今天忙碌的生活，人们并不总是有时间获得身体上的接触，这让我们与自己所爱的人变得疏远，造成身体僵硬以及情感的紧张。所以相互按摩是可以让彼此放松的非常治愈的方法。

触摸是人的本能，人人都会，即使大家可能没有意识到。举个例子，如果一个小孩撞到了自己，他的第一反应就是摸一摸被撞部位以减轻疼痛。相互按摩是与伴侣增进感情、促进睡眠的最简单愉悦的方法之一。

回想一下，你是不是经常用手揉捏对面的肩膀以缓解僵硬，因为自己最清楚身体哪个部位是最紧张的。这种下意识的动作实际上是一种自我按摩。虽然我们通常认为，按摩是一个人对另一个人所做的事情，但在另一个人不在的情况下，自我按摩是缓解紧张情绪的有效工具。

按摩消除紧张

练习十

当因睡眠不足而精神紧张、身体疲惫时，它首先会表现在我们脸上。睡前做一做脸部按摩可以增加皮肤的血液循环，缓解紧张情绪，改善容貌，你不仅会睡得更深，醒来时也会感觉神清气爽。

1. 先洗个温暖、舒缓的热水澡，或者调暗灯光，听一些轻松的音乐，让自己处于一种平静的心情中。

2. 坐在地板或椅子上，找一个靠垫作支撑，使自己感到舒适。

3. 弯曲双臂，将双手食指和中指平放在额头发际线和眉毛之间，做打圈动作，按摩额头1到2分钟。

4. 用同样的动作按摩太阳穴。注意，此处为敏感区域，力度要轻，持续按1到2分钟。

5. 将食指和中指放在颧骨上打圈按摩1到2分钟。（此按摩对有咬牙或磨牙毛病的人特别有用）

6. 拇指压住鼻子两侧的眼袋部位，保持约10秒钟，重复5次。

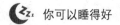

草药与芳香疗法助眠

大约公元前3000年，在近东的美索不达米亚出现了世界上第一个文明。人们对他们的疗愈方法知之甚少，但在30000块幸存的泥版文献中，大约有1000块涉及草药学，其中像杜松树之类的草本植物以及柏树油等都有记载。

古埃及人在宗教仪式中使用特定植物的气味以求提神或安神。1928年，法国化学家亨利·加特弗斯引入了"芳香"一词。当他的手被一次爆炸严重烧伤时，加特弗斯把手伸进了一桶薰衣草中，意外地发现烧伤很快就愈合了，几乎没有留下疤痕，这促使他开始研究薰衣草和其他草药油的疗效。

草药医生开的草药往往不是用于治病，而是用于激发身体的自愈能力。就改善睡眠而言，草药的使用是帮助身体打败导致失眠的身心疾患。当然，影响睡眠最常见的现象是焦虑。但肢体疼痛、受凉或流感以及胃部不适也是扰乱睡眠的原因。

草药治疗不只实用，也是一件享受的事。你可以尝试制作草药茶在睡前饮用，也可以在浴缸里滴几滴草药精华，或者使用精油香薰，嗅一嗅它们散发的香气作为睡前的放松。失眠患者被认为尤其适合喝药茶或使用香薰疗法。

许多药草对改善睡眠或治疗失眠都有很好的作用。在此我们列出一些最著名和最有效的草药，并给出传统的服用或使用方法（在服用或使用之前，最好咨询有资质的草药医生或芳香疗法专家）。

加州罂粟

这种植物是鸦片罂粟的替代品，它不像鸦片一样上瘾，北美土著人用它来缓解牙痛。它是一种镇静剂，据说对过度兴奋的儿童使用很有效果，适宜冲泡服用。

啤酒花

啤酒花被广泛用于治疗失眠，沏成茶喝可以用于缓解焦虑、压力和全身疼痛。这种植物据称可以用作镇静剂和助消化剂，它还能抑制酒瘾。一些草药医师声称，啤酒花比缬草的促眠效果更强，但目前没有人做过正式的比较研究，而且啤酒花不适用于情绪抑郁者。

制作药枕

有些人发现草药枕头有助于睡眠。自制药枕可以将薰衣草、橘皮和丁香塞进一个小布袋，再加一两种你认为对你可能有效的其他草药，加几滴植物油，用丝带或麻线把袋子扎起来，放在枕头下面，只要定期更换草药芯就好。

牙买加山茱萸

这种树生长在加勒比海、墨西哥和美国的得克萨斯州，其树皮经过干燥后制成液体提取物和粉末。这是一种治疗失眠的强效药，孕妇和心脏病患者不宜服用，其他人使用也应遵医嘱。

杓兰/卷萼兜兰

这种植物被北美土著人用作镇静剂，其根用于治疗与压力、情绪紧张以及焦虑相关的失眠。根茎或根被干燥并制成浸液、液体提取物和粉末。

 薰衣草香膏

薰衣草是促进睡眠的主要香薰精油之一，其使用有
很多方式。吸入它散发的香气，或者将它与另一种油混
合，比如与橙花油混合，可用于精油按摩，或者将其加
入浴缸里用于沐浴。或者，将毛巾放入含有几滴薰衣草
油的温水中浸泡后拧干放于额头。

薰衣草

据称，薰衣草的花具有抗抑郁和抗痉挛的作用。据草药
文献记载，薰衣草对改善抑郁症患者的睡眠特别有益。而传
统老方也表明，薰衣草尤其有助于老年人的失眠，它的油可
以添加到浴缸中或用于精油按摩。

薄荷

这种草药被用作助消化剂、减充血剂、麻醉剂和杀菌剂；它还被美国食品和药物管理局批准作为治疗普通感冒的药物。薄荷据说可以缓解许多可能干扰正常睡眠的症状。它有助于治疗痉挛和头痛，用于治疗神经紧张、失眠和头晕。它也用于泡茶喝。

罗马甘菊

这种植物的花主要用于抗痉挛和抗炎，常被制成一种草药茶，是一种温和的镇静剂，有助于缓解焦虑和失眠。

缬草

缬草在主流医学和其他非主流医学中都被用作镇静剂。这种植物的根常制成液体药剂用于治疗失眠，市场上也有商业制造的片剂，它是为数不多的通过公认的科学技术测试的草药之一。研究表明，缬草在改善睡眠的同时，不会让患者出现与睡眠药物相关的常见后遗症。

促进睡眠的心态

如果说大脑是产生思考的物质器官，心就是产生思考的意识基础。正如我们所知，某些睡眠障碍源于脑对各项生理功能的调节失灵，造成我们自身无法自主控制，比如生物钟。但是其他一些睡眠障碍是精神因素导致的，比如说忧虑。而这些精神因素导致的睡眠问题通常可以通过学会如何放松、赶走内心的纷扰直接解决。

在这一章中，我们将探索人的心理需要哪些准备才能获得令人神清气爽的睡眠，并从古今疗方中获取灵感。其中一些方法来自佛教、印度教和其他东方宗教的开悟，比如冥想。而另一些则是利用大脑的想象力和创造力来帮助我们改善睡眠质量，比如近期才出现的想象导引法和催眠法。

驱走忧虑

人们无法入睡的罪魁祸首通常是身体不适或情绪不佳，尤其是后者更为常见。我们总是会想："我没办法入静""我只要醒着，脑子就如脱缰野马""我总是想这想那，停不下来""我担心睡不着觉会对我造成不好的影响"，等等。解决这类由担忧引起的睡眠不足的最佳方法之一是学习"思想管理"。把头脑中那些不请自来的、引起焦虑的、让人难入睡的胡思乱想赶走。那么，我们怎么才不至于陷入非要扳回往昔令自己意难平的局面呢？怎么才能避免一躺到床上就担忧未来而毫无睡意呢？

有一个好办法就是，先试着摆正我们对往事纠结焦虑的态度。有些人习惯歪曲人生的真实状态，把一切看成非黑即白。他们在任何时候看待自己都是要么是成功，要么是失败，而大多数时候，一个人实际上呈现不同深度的灰色。为自己设定高标准是好的（也是健康的），认真总结这次考试为什么只得了B而没有得到自己期待的A也是好的，但你也需要学会接受和承认B这个成绩。有一种办法，那就是，多说积极的话，不说消极的话。比如，你是一个要求完美的人，总喜欢责备自己没有达到设定的标准，此时，你要在睡觉前对自己说"不够完美没关系"或者"没有人是完美的"，又或者"没有人要求过我必须完美"。

每晚睡前重复这样的话至少十次，它就会慢慢地渗透进你的潜意识中。一旦你开始接受过去，你就可能会发现你对未来有了新的信心。但如果你仍然发现自己一直在担心最坏的情况会发生，那么就用同样的方法，这次对自己说"担不担心，结果都一样"或者"事情的结果常比预期的要好"。

原则是一样的：用乐观的话语代替悲观的想法。

另一种有用的"思想管理"是尽可能客观地分析你的担忧是否合理，或者你对它们的看法是否存在扭曲的情况。人们睡不着时很容易往坏处想，往往不顾有没有证据表明会出现坏的结果。人们往往只看到坏的、不利的一面，看不到好的、有利的一面。或者有一种倾向，觉得自己在某一方面很失败，会自然而然觉得自己无论做什么都会失败。如果这是你无法入睡时常有的想法，那么试试下面的方法，帮助自己正确看待担忧。

假定你最近参加了一个工作面试，正在等待面试结果通知。与此同时，你的睡眠受到了不小的影响。你总是在夜里醒来，脑海里一遍遍地回想面试的情形。你觉得自己表现不佳，得到这份工作的希望不大。那么现在重新回想一下面试，但把自己想象成面试官。请完全按照你记忆中的样子重放你们之间的对话，但这次要从一个理性且经验丰富的面试官的角度来设想你的表现。例如，你可能觉得自己在面试中询问了定薪考核和奖金会让你显得唯利是图，面试官可能会觉得这表明你对自己和自己的技能有信心，因而期望获得高薪。

做这个练习时，你最好记录下自己的发现，看看有哪些证据支持你原本的估计，哪些和估计相反。设计两栏，一栏中写下你自己对现场的印象，另一栏写下在场的其他人对现场的印象，或他们为什么有这样的感受。结合这些数据，再思考一下支持和反对的人不同的理由，看看哪一个最合理。你可能发现自己的直觉是对的，自己做得不够好，但你也可能会发现，一次互动或体验并没有你最初想象的那么糟糕。至少，以这种方式评估和分析你的担忧可以让你更冷静地看待它们，继而帮助自己改掉习惯性地扭曲现实的做法，让扰乱睡眠的担忧成为过去。

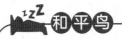

练习十一

入睡时或在夜间醒来后如果无法抛开心头焦虑，那就只会导致失眠。你需要每天晚上留出大约30分钟专门用来处理你的烦恼。有一个办法很有用，那就是把它们写下来，并写下你第二天可以采取的解决办法，然后试着做下面的练习赶走焦虑，为睡眠做准备。

1. 坐在一个舒适的地方，闭上眼睛，将注意力集中于内，专注呼吸，慢慢地深吸气，直到你开始放松。

2. 想象你被一群黑鸟包围，它们绕着你飞行，纷纷争夺你的注意力。鸟象征着你的焦虑——最大的鸟代表着压迫你的最大的烦心事，以此类推。紧盯着最大的那只鸟，也就是你最大的烦心事。当它俯冲而下向你撞来时，将它一把抓在手中，感受它有多么轻，问自己，如此虚无缥缈的东西怎么会如此沉重地压在你的心头。

3. 现在，放开这只黑鸟和那个烦心事，看着它飞走，在空中由黑色变为白色。

4. 对其他的鸟重复这个过程，能多少次就多少次。每放走一只，花上几分钟享受你感受到的解脱。

发泄愤怒

愤怒是身体和情绪的应激反应。如果我们有愤怒的情绪，身体会做出相应的反应：肾上腺素大量释放，心率加快，肌肉变得紧张，整个身体处于备战状态，时刻准备采取行动。这种激发状态与睡眠所需的状态恰恰相反，因此，在睡觉前处理好我们的愤怒是至关重要的，否则会无法入眠。

改善睡眠的一个方法是确保我们有一个经常可以发泄愤怒的渠道。被压抑的愤怒会严重干扰睡眠，而长期睡眠不足令人更加易怒好斗，从而形成恶性循环。那么大家应该如何舒缓愤怒的情绪呢？其实有许多方法。你可以做一些体育锻炼，参加一项竞技运动，如壁球或网球；到健身房锻炼；练习太极拳等学习刚柔相济以及克制的方法，又或者参加一些形式更温和的放松练习，比如瑜伽、冥想或想象导引技术。

这些练习都能释放你被压抑的愤怒，当然也帮助睡眠。

睡前最好避免争吵和冲突。但是如果你突然发现自己处于这种状况，那该怎么办呢？你可以把感受写在纸上，然后撕碎，以此来发泄愤怒。如果还不行，那就握拳连续击打枕头，无保留地表现自己的情绪吧。

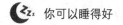

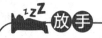 放手

练习十二

如果你发现自己因某件事产生了强烈的愤怒情绪而无法入睡，那么试试下面这个练习以驱散愤怒情绪，释放紧张情绪。

1. 找一个小而坚硬的物体，比如较大的硬币或鹅卵石。坐在一个舒适的地方，尽可能用力地将它捏在手心，同时数到10（你会注意到，在做这件事时，自己屏住了呼吸）。呼气并松开，这次数到5。重复挤压和松开的动作3次。

2. 将物体放在手中，清空大脑，专注于呼吸，使其平缓而深入，持续大约5分钟。如果你发现有杂念潜入，试着超然地观察它们——承认它们的存在，无视它们来来去去。

3. 反思你的感受。你当然有权生气，但请尝试接受生活常有不如意这一现实，并下决心建设性地处理自己的消极情绪。张开手掌，抚摸硬币或卵石，然后把它放在抽屉或橱具里。这时你已经放下了愤怒，心绪已归于平静。

冥想的力量

冥想在东方已践行了数千年，它是一种刻意地让身心，尤其是让心入静从而达到深度放松的过程。由于睡眠好不好和醒时的放松能力有着极大的关系，所以值得我们去花些时间来探索。

从科学的角度来看，深度冥想时的脑电波与浅睡眠时的相似，两者都是 α 波。虽然要达到这样的状态需要有一定的练习基础，但即便是初学者，冥想也会带来诸多好处。冥想有时被认为是"眠态警觉"状态，这看似矛盾，但却真实地反映了其本质，因为冥想状态同时结合了睡眠和清醒的物理属性。在睡眠期间，心率降低，新陈代谢变慢，消耗的氧气减少，对外界的意识消失，冥想时也是如此。不同的是，虽然一个人练习冥想时似乎很少意识到外部的世界，但事实上，自始至终都保持着精神上的高度警觉。据说修炼到高级阶段，瑜伽大师能用冥想代替睡眠。然而，我不推荐大家去尝试。

你可以先把冥想当作用以改善睡眠的睡前功课。下面的练习会一步一步带你进入睡前冥想。这个练习的重点应放在烛火的摇曳上。当然，你可以换用任何其他能令你有睡意的形象。每晚只需要花10分钟到15分钟冥想，就能释放一天的压力，带你进入睡眠状态。

然而，在尝试这项练习之前，你要知道，我们把冥想分为四个阶段来看会更方便。前两个阶段和改善睡眠更有关系。第一个阶段是做准备，这里主要是指睡眠环境的准备。选择一个安静而无人打扰的地方，因为这是一个睡前冥想，最理想的地方应该是卧室，它容易让人感到平和放松。选择卧室也最实际，因为它一般是居室里唯一不受打扰的房间。要确保房间整洁——若要清空杂念，先要清理环境中的杂乱。不要在床上做冥想练习，不管床有多么舒适诱人，它都只应该用于睡眠和性生活。在地板上放一个冥想专用垫子或枕头，换上舒适宽松的衣服，坐在其上，选择一个你可以轻松维持一段时间的姿势（比如盘腿而坐，当然，没有必要强迫自己采取莲花式坐姿）。

冥想的第二个阶段是实施阶段，此时我们要选择用于练习的聚焦物。它须是能让我们在第一次开始冥想时就有助于断除杂念、将注意力集中在它身上的物体。后面的练习使用的是蜡烛的火苗，但你可以尝试任何让你联想到睡眠的东西，例如月亮、羽毛（羽绒被上的），甚至字母"Z"。不要选择会提醒自己有睡眠问题的东西作聚焦物——例如钟面，它会提醒你的理想就寝时间，让你意识到平时多久后你才能成功入睡，这往往会产生负面影响。聚焦物确定之后，尽可能印入脑海，保持此图像，直到所有杂念消失，然后开始尝试让图像淡出，清空大脑。如果你觉得很难做到，总有杂念闯入，那么在内视的形象淡出前，重新凝视聚焦物。

冥想的第三、第四个阶段是高级修习者取得的实现和蜕变阶段。在实现阶段 ，冥想者将亲历万物真相，即我们的精神存在于肉体中，肉体只是生命的载体，而不是其本质。蜕变指的是瑜伽修行者为达到涅槃境界所进行的修炼过程，这是精神追求的终极目标。此刻，灵魂开悟，身若全无。你若想通过冥想促进睡眠，心中一定默想，我们的本质是精神生命，只是平时藏于俗世的皮囊。可是，请别对此哲学过度纠结，相信就好。

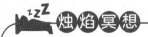烛焰冥想

练习十三

失眠最常见的原因之一是无法停止跑马般的胡思乱想。若要学会摒除杂念，有一个有效的方法，那就是睡前进行单点冥想。这项练习可引导你将注意力集中在蜡烛的火苗上，摇曳的火苗有促进深度放松的作用。

1. 点燃蜡烛，并将其安全放置，取舒适位，坐于蜡烛前。松肩，凝视火焰。注视的目光要松弛，不要只盯着看，而要凝神注视，似乎要看穿火焰，达至远方。

2. 关注烛焰周围的光晕，看火焰的边缘如何散发成柔和的光雾。轻眯双眼，观察眯眼是怎么让烛苗上抛变成光柱，如同白日将尽太阳浸入地平线下的最后一缕温暖的光芒。在脑海中将此形象和睡眠相关联。

3. 现在闭上眼睛，想象你意识里的温暖火光。它是那么平静、安全、抚慰人心。深呼吸几分钟，感受内心的宁静（如果你的注意力转移了，睁开眼睛，重新凝视烛焰，然后再闭上眼睛）。一旦你感到心完全静了下来，头脑已经放空，慢慢睁开眼睛，轻轻吹灭蜡烛。这时你全身放松，已经做好了睡眠的准备。

宇宙的图纹

　　曼荼罗和延陀罗图案在东方世界广泛地应用于冥想，它们是可记忆、可想象的宇宙的视觉表象。曼荼罗可以简单到就是一个中心有点的圆圈，也可以是极其复杂的几何图形。它深含寓意，充满了宗教或神灵的各种象征。另一方面，延陀罗图案不含有任何人类或动物肖像，它们纯粹以几何形状象征宇宙。曼荼罗和延陀罗图案用于改善睡眠的价值在于，它们可以帮助我们在冥想中集中注意力。那些神奇的图案可将注意力从各种烦恼和杂念中转移，使人放松、入静，并最终进入睡眠状态。

　　瑞士精神分析学家卡尔·荣格（1875—1961）注意到，他的病人中有一些人从没有接触过东方的神秘主义，却也开始画曼荼罗式的画，这让荣格很着迷。他认为，曼荼罗和延陀罗或许是源于"集体无意识"的宇宙通符，代表了心灵的原始秩序。毫无疑问，这些图案出现在所有文化当中，其形式多种多样，有北美土著人的沙画、基督教教堂的玫瑰花窗以及自然界中的雪花晶体和多瓣花朵。后面的练习十四就是教你画出自己的曼荼罗或延陀罗图案，并将它们用作睡前冥想的聚焦物。

学画催眠曼荼罗图案

练习十四

如果自画曼荼罗或延陀罗图案用作助眠的冥想物，你会有意无意地画出象征自己内心的图案，会更为易用。完成后签名并注明日期，然后把它放在你能经常看到的地方，这有助于将它印入你的脑海。

1. 取一张大纸，在其中心处画一个大圆圈。在圆圈内加画几何形状形成图案。细选颜色，主用有放松效果的色调，比如对眼睛更友好的各种蓝色和绿色。

2. 给圆圈内的图形填色。你觉得该填什么色就填什么色，但心中时刻记着，画此曼荼罗的目的是帮助自己改善睡眠，所以你的图案设计应该反映这个主题。例如，你可以在设计中加入闭拢的眼睛、星星或音符（音符可以让自己忆起最喜欢的舒缓音乐）等。

3. 用此曼荼罗图案作为冥想辅助工具时，请将其置于与眼睛齐平的位置，并与你冥想时的坐处保持适宜的距离。坐在垫子或枕头上，闭上眼睛，集中注意力呼吸两分钟，使身心入静。准备好之后，睁开双眼，凝视曼荼罗。

睡前想象

古代所有冥想的基础是想象。当我们展开想象时，脑海中尽可能逼真地看到现实生活中的场景、物体、人物或行动——画面越生动逼真，想象的效果就越好。想象在改善睡眠方面的作用有两个。第一个是，它把我们的注意力从对睡眠忧心忡忡完全转移到了其他的事情上；第二个作用是，它作为冥想的一种形式，可以调节呼吸、减慢心率、促进放松。

想象主要用于诱导睡眠。如果我们能在脑海中为自己营造一个完美的睡眠场所，就可以在每次想睡的时候都到这儿来。如果在夜间醒来发现难以再次入睡，我们也可以使用同样的方法。首先，想象一个特别能放松的地方，它可以是你真正去过的地方，比如一片宁静的林间空地，你曾经在那里度过了一个慵懒的夏日午后；它也可以是你想象中的地球上最宁静的地方，比方说一个僻静的热带海滩。闭上眼睛，深呼吸几分钟，试着清空所有分散注意力的杂念，脑海里打造一个宁静的地方，越详细越好。假设它是森林里的一处空地，那么周围都有什么树？有树荫蔽日，还是沐浴在阳光下？树木、草丛的叶子都展现哪些不同的绿颜色？有没有潮湿泥土的芳香？能不能听到鸟儿的歌唱？想象此地所有美好的细节，想象自己平静地躺在地上，感受地球母亲在背后给予的坚实的支持，然后选择一种声音注意听。如果选择的是鸟鸣，想象这曲调正诱你入眠，就像母亲以前给你唱的摇篮曲那般。感受阳光照射在皮肤上的温暖，现在你全身正沐浴在太阳美好的光芒里。深呼吸，想象自己每呼吸一次，思绪就飘远一分。然后，你就可以睡过去了⋯⋯

☾ 磨炼观察力

　　睡前成功想象的关键在于提高观察力。简单地说，当你吃东西的时候，把它当成是视觉和味觉的盛宴，尽

情地欣赏盘中食物的颜色，细细品尝食物咀嚼时的味道
（动用多个感觉器官能大大地提高想象力，更好地呈现
画面）。步行上班的路上，留意身边的建筑物，想象它
们是用来做什么的，有没有什么有趣的"地标"建筑，
比如古老的邮箱、报摊还是花店；看自己认不认识路边
的行道树和景观花；你知道途中所有街道的名字吗。你
会发现，自己每天早上匆匆走过，尽想着自己的事情，
竟没有留意过那么多的细节。通过这种方式提高观察力
之后，你将能够让睡前想象更加生动和逼真。

暗示的力量

　　据说，古埃及人和古希腊人为了治好病人，会先把他催眠。而非洲和美国的部落文化长期以来一直使用鼓声和舞蹈来达到催眠效果。自18世纪末奥地利医生弗兰兹·安东·梅斯默发现催眠以来，西方几代医生和心理治疗师一直在使用催眠术，企图通过在患者脑海中植入"自己一定能行"的暗示语来促进患者自愈。

　　詹姆斯·布雷德在19世纪最开始研究催眠时称，催眠是一种"神经性睡眠"，近似于自然睡眠，但它是由患者的注意力集中在催眠师身上引起的。然而，最近的研究表明，被催眠者的脑电波与清醒者的脑电波非常相似。

　　现代催眠疗法常将患者置于一种极度放松的状态而暂时丧失评判能力。然后催眠治疗师可以在其潜意识中植入积极的暗示，影响其在催眠期间和之后的感知或行为。

催眠疗法已经证明，它可以成功地处置一些常见的引发失眠的原因，如疼痛和焦虑。虽然鲜有研究表明催眠可以直接改善睡眠，但它值得一试。比如催眠师可以暗示患者，他的睡前饮料在助眠上功能强大，会让你沾上枕头就睡着。

自我催眠

练习十五

如果你没有条件请催眠治疗师帮助自己，可以尝试下面的自我催眠练习来改善睡眠（注意：任何有精神问题的人在尝试自我催眠之前都应该咨询医生。）

1. 舒适地平躺于地板上，双臂放在身体两侧。专注于自己的呼吸，当你完全放松时，感觉自己沉入地板。

2. 凝视天花板上的某个点，然后进行5次逐渐加长的呼吸。每次呼气时，心里想："我准备好睡觉了。"

3. 想象你从十级楼梯下到一间漂亮的卧室。下楼梯时，从10倒数到1，试着感觉越来越放松。想象你看着自己躺在豪华的床上，沉入柔软的被窝，心里想，"我渐入沉睡"。想象自己沉睡而去。注意力集中在自己的身体上，深呼吸。

4. 对自己说："数到三，我就会醒过来，身体已完全放松，可以睡觉了。"数到三，缓慢起身，直接上床。

助眠音乐

在早期睡眠研究实验中，受试者被要求睡在无回声的房间里。虽然大家可能认为，寂静是睡眠的最佳听觉环境，但研究人员实际上发现，寂静对受试者的睡眠有不利影响。我们仔细想想就会明白，这些早期研究结果似乎完全合乎逻辑。我们生命的各个阶段都被声音所包围。胎儿期在母亲的子宫里，听力是最早发育的感官之一，整个胎儿期，我们听的是羊水和母亲抚慰的声音。成年后，即使我们有时停下来享受所谓的"寂静"，其真正的意思是暂时远离扰人的噪声，但毫无疑问，某些噪声仍然存在——孩子的声音、过往的车辆、自然界的鸟鸣等。

因此，尽管我们可能认为，卧室必须隔音，但我们真正需要做的是，让自己不受破坏力和干扰力的噪音的影响。

当然，隔绝某些噪声有切实可行的解决办法，比如门闩叮当作响就把它修好。但另一些恼人的噪音则很难解决，因为它们是不可控的，比如邻居家的狗吠、所住公寓附近的聚会吵闹。如果这些情况存在，而我们又有睡眠障碍，解决的办法是，自己主动提供促进睡眠的声音，这既可以盖住一部分打扰我们的噪音，也能为我们的注意力提供另一个焦点，或者只是为了酝酿睡意。

哪些声音能够放松身心，大家各有看法，但最易获取、最无异议的是音乐。如果你喜欢听音乐，不妨选择一些特定的音乐在睡前听半个小时作为睡眠的前奏，并将其纳入自己的睡前程序。最好按照递进放松的顺序排列曲目，这些柔和的旋律可以熨帖各个感官，缓解身体的紧张。找个舒适的地方，比方说客厅的沙发，靠坐在上面，仔细倾听（虽然躺在床上听音乐很诱人，但有些人认为这不好。比如风水学就认为，电气设备发出的辐射会导致卧室能量失衡，从而影响睡眠）。

大家都比较习惯背景音乐，但是如果你想用音乐来助眠，则最好听得专心一些，把它置于前景，让自己沉浸其中，尝试不同的乐曲组合，直到发现对自己最有效的。

宝宝摇篮曲

很多人不知道，胎儿在母亲腹中已经对声音十分敏感。最近的实验表明，如果胎儿经常听同一首歌，它会把这首歌与子宫带给它的安全感相关联。然后，当出生后听同一首歌时，熟悉的音乐就会有着抚慰的作用，有助于促进睡眠。

常规与仪式

新鲜的事物会令大脑兴奋，产生应激荷尔蒙。相反，常规的作息会令大脑平静。睡眠一定程度上含有后天养成的因素，因此，能让人联想到睡眠的情形都有助于入睡。常规作息就有助于建立这种联想。

睡前什么时候开始做就寝准备取决于个人。对我们大多数人来说，这段时间的活动是自动的、机械的，就是洗漱、刷牙、换上睡衣、上床，有人也许会再读几页书，还有人会做祷告。然后，关灯睡觉。此时我们期待大脑知道该停止活动、放松入睡了。

然而，对大多数人来说，入睡没有那么简单。很多人都发现，自己的思维停不下来，脑子无法切换到睡眠状态。我们似乎需要重新学习建立儿时的认知——床是睡觉的地方，不是思考的地方。加强这一认知的方法是，在睡前留出一段时间，专用于处理未完成的工作。首先，这意味着不要在床上看书。虽然阅读有助于放松，但它的放松作用来自转移大脑注意力，使它远离当天的烦心事。可毕竟阅读是需要注意力的事情，它和我们要培养睡意的目的背道而驰。床不应该是一个集中注意力的地方，它的作用是睡觉且只能用于此（除了性）。因此，睡前的常规活动应该是有意识地清空思想的活动。

首先，在一张纸上记下你心中惦记的事情，然后把纸对折放在一边，把它们设为第二天要处理的事情，不再想它们，这样睡一觉过后再做任何事情都会做得更好。洗漱好准备上床，试用冥想或想象的方法清空思绪（本书中的任何一种练习都可以）。如果有任何杂念潜入，令其直接穿脑而出，禁止它们驻留。这些都做好了再上床。

当然，不仅成年人需要这些常规，孩子们也有晚上静不下来的问题。他们也会发现，每晚睡前固定做某些事有镇定的作用。养成一个睡前常规的作息，比如盆浴或淋浴，之后换上舒适的睡衣，接下来的半小时里做些安静的事情，每天雷打不动。半小时后，就该睡觉了！

梦的本质

我们可以利用睡眠改善睡眠。这听起来有些异想天开，但我们确实有可能做到。我们已经知道，快速眼动睡眠也被称为有梦睡眠，但有梦睡眠和做梦本身还是有区别的。它们的区别类似于脑的物理特性和思想意识之间的区别。换句话说，大脑有没有在活动可以观测，而梦境不可观测。每个人的梦境都不一样，它们是高度主观的、无法量化的心理事件。许多人相信，研究梦境中的事件可以更好地理解潜意识，进而提高自我认识和整体健康水平。此外，由于有梦睡眠是仅次于深度睡眠的第二个重要的睡眠阶段，因此通过促发做梦并对其研究，不仅可以提高对我们自身的了解，而且可以最大化利用有梦睡眠。

人类自古就对梦有兴趣，但第一位明确宣称梦是"通往潜意识王国"的科学家是著名的维也纳精神病学家西格蒙德·弗洛伊德（1856—1939）。他认为，对梦的研究可以让我们了解大脑的潜意识（另一方面，与弗洛伊德同时代的瑞士人卡尔·荣格提出了这样一种观点，即某些梦是我们每个人所拥有的种族记忆和经验的表达。他将其称为"集体无意识"。）

20世纪90年代，波士顿塔夫茨大学的欧内斯特·哈特曼对创伤患者的梦进行了研究。他认为，人在白天被迫接受来自四面八方的各种刺激，这造成大脑超负荷运转，晚上做梦为的是使思维平静下来。他认为，做梦时，脑中形成深度交叉关联（清醒时不会产生这种连接），驱散能量，让大脑"宣泄"情绪。脑中深度交叉关联的数量增加，可能还有一个额外的好处，即可以巩固记忆。大脑释放能量也可能触发白天的情绪和担忧在梦中隐性地表达。例如，创伤患者所经历的恐惧常在梦里表现为"逃离巨大的海啸"等事件。

☾ 捕梦器

奥吉布瓦人是北美一个土著民族，他们的习俗之一是在婴儿的摇篮旁放置一个被称为"捕梦器"的圆环，用以保护他们不做噩梦。捕梦器源自一个关于太阳神阿西比卡什（蜘蛛女）的古老神话。传说阿西比卡什在婴儿睡觉的地方织网过滤噩梦。部落比较分散时，阿西比卡什照顾不到每一个孩子，因此女人们开始自己编织捕梦器。她们使用柳条做圆环，代表太阳，用某种植物的纤维缠绕圆环，再把一张网固定在圆环的八个点上，代表阿西比卡什的腿。中间留洞，让美梦穿过。

弗洛伊德、荣格和哈特曼的研究是当今许多心理治疗师和精神分析学家使用的压力管理（其中一部分用于改善睡眠）技术的基础。若能探究我们在梦中无意识传达的信息，我们将得以更多地了解自我，更有可能解决影响睡眠的现实问题。练习十六提供了详细回忆梦境的方法。

但是梦境诱导术是个什么东西呢？这是一项技术，可以使人更多地做和白天的境遇相关的梦，意在帮助自己从自己的潜意识中找到解决方案。为把梦引向睡眠改善问题，你可以冥想一个深度放松或睡得特别痛快的景象。例如，你可以想象在一个温暖的夏日午后，自己坐在花园中的一棵苹果树下休息。多想一会儿，尽可能想得详细，想象你是不是能感觉到微风拂面，是不是能闻到空气中的香甜，体会你感受到的困意和满足感。持续这样的冥想，体会那种安宁，对自己说，这就是你希望在每天晚上入睡时的感觉。如果运气好的话，这个练习会引导你进入梦乡，此时潜意识或许会蹦出其他的改善睡眠的有效方式。

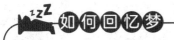

练习十六

大多数人只能记得梦的简短片段，但是通过练习，我们可以更多地回忆起细节。每晚试做下面的练习，坚持一周，你将能发现对你意义重大的、反复出现的梦境主题。

1. 就寝之前，将铅笔和纸放在床头手能够得到的地方，仔细回想当天萦绕在你脑海中的事情。

2. 准备睡觉时，放松并清除头脑里的杂念，任思绪飘荡，不去理睬，让睡意自然地袭来。

3. 半夜如果醒来，用笔把当时做的任何梦都记录下来，越详细越好。如果你觉得画图更容易，你也可以画图表达你的梦境。

4. 当你早上醒来时，写下你仍然记得的所有梦，记下当时的主要情绪以及人物、地点、事件等。

5. 分析你记下来的梦境，看看有没有什么特别的主题出现。

6. 将你梦中的内容与前一天经常出现在你脑海中的想法进行比较，注意它们之间是否有明显的联系、巧合、象征意义等。你可能会惊讶于它们之间的关联。

克服睡眠障碍

迄今我们讲过的这些技术都有助于那些睡眠质量只是欠佳而需要改善的人群。然而，有一些人的睡眠已经不能用欠佳来形容，它可以称为"睡眠障碍"——一种临床可以诊断的疾病。这种疾病有时候要在多年之后才得以确诊，原因是影响睡眠的各种情绪或环境因素实在太多了，医生没有时间为患者一一筛查。然而，睡眠障碍又是一种极其严重且极易致衰的疾病，为了帮助大家识别这种疾病发生时的症状，接下来我们将介绍一些最常见的睡眠障碍，比如失眠、梦游、噩梦和更危险的睡眠呼吸暂停，并提供一些实用的应对建议，以及可以缓解症状的自疗技术。我们也会探讨时差和轮班制的工作导致的失眠。最后，我们会给那些因伴侣有睡眠问题而造成其个人夜晚不能安眠的人群一些实用的小建议。

什么是失眠？如何解决失眠？

在着手解决失眠问题之前，必先了解什么是失眠。字典对这种疾病给出的定义是"长期无法入睡"，但这个定义只触及了表面。

大家必须知道，失眠和失眠症不是一回事。失眠是几乎人人都曾体验过的、想睡又无法入睡的情形，可能发生在白天，也可能发生在夜晚。比如，有人试图在下午小睡片刻但就是睡不着；再比如，某个人在被家中的孩子吵醒之后就再难以入睡。失眠症是一种疾病，它是指一个曾经睡眠良好的人患上的长期（至少持续数周）失眠的情形。

失眠症有三种类型：心理生理性失眠症、自发性失眠症和睡眠状态错觉。其中最常见的是心理生理性失眠症（也称为条件反射型或继发性失眠），它通常是由生活事件（如经

159

历丧亲之痛或失业等）引发。布特金刺激控制疗法可以帮助患者克服这种障碍，尤其是当患者能同时对引发失眠的根源进行治疗时效果更好。

　　例如，一个失眠症患者对自己的睡眠问题开始担心，结果引起了焦虑，焦虑又进一步加剧了失眠症，使病情恶化。治疗使用的放松技巧，包括呼吸、冥想、按摩以及芳香疗法，通过缓解失眠者的心理压力，打破担心睡眠不好进而加剧睡眠障碍的恶性循环，帮助患者身体松弛，从而进入到睡眠状态。此外，失眠发生后，我们还可以尝试重新安排卧室家具，甚至换一间卧室加以改善。继发性失眠症患者有一个共同的特点，就是好把失眠归咎于床或是房间，所以换换房间有助于他们放下心理包袱。

　　自发性失眠症也被称为儿童期失眠症，这是一种终身疾病。这种失眠症的患者一般健康状况良好，没有明显的生活事件可以认作是导致失眠的原因。自发性失眠症患者在睡眠状态下的脑电图是异常的，这使科学家们认为，自发性失眠是由大脑中的睡眠中枢工作异常导致的。显然，这种情况很难治愈，通过常规技术（通过改善周围环境和身心健康）改善睡眠虽然重要，但到目前为止，自发性失眠者需要药物帮助才能入睡。

第三种类型的失眠症是睡眠状态错觉，这种情形指的是，脑电图显示此人经历睡眠状态，但本人不承认自己曾经睡着过。目前人们对这种类型的失眠还知之甚少，甚至通常不把它当成睡眠障碍，但它确实对患者的身体相当有害。如果你恰好患有此类失眠症，请先分析一下你为什么认为自己没有睡着，是因为你有非常生动逼真的梦境吗？上床前尝试做一下想象练习（这对心理生理性失眠症患者也是有效的）：完成睡前准备之后，舒服地坐在床边的地板上；闭上眼睛，依次让每个肌肉群先紧张再放松——从脚部开始，渐向上移。想象当你"松弛"肌肉时，你沐浴在白光下，既安全又温暖。持续感觉整个身体裹在这光茧里，稍后，睁开眼睛上床，脑海里继续想象自己沐浴在光中的样子。不久，你就会进入深度的、有效的睡眠当中。

　　不管你所患的是哪种类型的失眠症，想要打破其恶性循环的话，有一个好办法，那就是记日记。记日记可以帮助你查明那些可能加剧你失眠的生理以及心理的因素，令你体验到自己在睡眠上哪怕是极其微小的改善，从而受到鼓励。当习惯了定时记日记后，下一步就是返璞归真。制定规律的作息时间，戒除烟酒，不喝含咖啡因的饮料，睡前三个小时内不运动。此外，确保卧室不透光，床的软硬度和结实程度都有影响休息和睡眠。

☾ 失眠与抑郁

最后我们要谈论的关于失眠的话题就是它与抑郁症的关系。如今，医生常为许多因睡眠问题就诊的患者开抗抑郁药，原因大概有两个：第一，医生不愿意开安眠药，因为安眠药容易让患者产生依赖性；第二，教科书里就有失眠与抑郁相关的结论（看病时间通常太短，医生无法全面探究患者失眠的可能原因）。

然而，这两者之间并没有直接的关联。不抑郁者的睡眠受扰会令其情绪低落，但抑郁者的睡眠遭到剥夺反而改善其情绪！研究表明，快速眼动阶段的睡眠是最能诱发抑郁的生理因素，刻意缩短睡眠时间，比方说每晚睡四个小时，具有抗抑郁作用，这很有可能是因为这减少了睡眠者清晨快速眼动睡眠的长度。抑郁的人会失眠的现象或许可以解释为，它是大脑要缩短有梦睡眠时间以抗击抑郁的自疗行为。

跑马拉松般的睡眠

我们都曾经历过这样一种感觉，就是非得做点事不可，哪怕那会让自己疲惫不堪，否则就无所适从。这样的躁动说来就来，时间不定，也没有谁能给出科学的解释。它在睡眠当中表现为一种相当常见的综合征，被称之为不安腿。这是一种睡眠障碍，患者腿部常有异于常态的、难受且令人毛骨悚然的虫子爬行感而难以入睡，不得不下床走动一下以缓解症状。美国有3%到8%的人患有不安腿，而在类风湿性关节炎患者中，这一数字上升到30%。15%的妇女在怀孕的最后几个月会经历此种状况，好在这种情况通常在她们分娩后即消失。

当然，不安腿本身是完全无害的，但由于它会导致失眠，甚至失眠症，它对一个人的健康有不利影响。如果你有不安腿的症状，你可以尝试在睡前两个到三个小时前轻柔地按摩双腿肌肉。双手并用，依次"捋"两条腿。虽然没有科学证据证明睡前按摩可以预防该综合征，但按摩确实有助于刺激肌肉，释放累积的紧张，从而促进放松和安宁。

不幸的是，80%的不安腿患者也患有周期性肢体运动综合征（PLMS）。周期性肢体运动综合征患者的肢体，通常是腿部，大约每30秒抽搐一次。这一综合征会干扰睡眠，但通常不会吵醒睡眠者。但是，它对睡眠的扰乱通常足以令其第二天起床后的感觉像是跑了一场马拉松！更糟糕的是，它还会对睡在身旁的伴侣造成影响。

医生还没有找到不安腿和周期性肢体运动综合征发生（也可能单独发生）的原因。身体缺铁和过量饮茶和咖啡都被认为是可能造成这些现象的因素。另外，缺钙也可能是因素之一。

最后，不安腿和周期性肢体运动综合征不应与"晚间腿部抽筋"（也叫查理马）混淆。腿部抽筋是小腿肚或足部肌肉紧绷的疼痛感觉，它常在几秒钟后自动消失。

控制不安腿

如何克服不安腿和周期性肢体运动综合征没有硬性规定，但通过遵循一些简单的指导原则，我们应该能够将其影响降至最低，并防止其引发失眠症。首先，检查自己的咖啡因摄入量。咖啡因和不安腿之间有着很强的相关性，这可能是因为咖啡因会减慢人们对铁的吸收。第二，少饮酒。第三，定期锻炼，并记日记追踪锻炼与病情发展。睡前三个小时内避免运动。最后，不安腿主要发生在傍晚临近入夜时分，如果可能的话，把你的就寝时间推迟到午夜之后，然后一直睡到早上9点或10点。

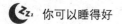

发生在深度睡眠期的可怕睡眠障碍

19世纪，爱丁堡的内科医生约翰·波利多里博士写了一篇关于梦游的医学论文。梦游算得上是最常见的深度睡眠障碍。巧的是，他曾是日内瓦文人圈中的一员，同为此圈的还有作家玛丽·雪莱和诗人拜伦勋爵，他们后来在这个夏天写了很多鬼故事，最著名的就是《弗兰肯斯坦》（玛丽·雪莱著）。波利多里发现，任何让人意识不清的东西，比如饮酒或睡觉时脚高于头，都会增加梦游的概率。他的治疗方法是让仆人拿鞭子唤醒梦游者，或者在床周围放置盛满冰水的洗澡盆。当然，如今这些方法都不推荐！

梦游有可能持续相当长的时间，其间可能有相当复杂的行为（有些故事讲的就是发生在梦游者身上的令人难以置信的事，他们在睡眠状态中下了床、穿上衣服、坐进车子，驱车到了差不多100公里之外）。这种情况在儿童中最为常见，这可能是因为他们的大脑正在发育。最令人惊讶的是，梦游者完全不记得他们曾经离开过床，你也很难唤醒他们，你不妨试试。

几乎没有什么方法可以预防梦游行为，所以唯一的办法就是确保梦游者不会伤害到自己。移除可能绊倒梦游者的任何物体。如果他们有特别害怕的东西，比如蜘蛛、蜥蜴什么的，可以试着在卧室的出口放置塑料仿制品，用以吓退他们，防止他们走得太远。虽然这听起来有点夸张，但确实是一项已经被证明有效的技术！

夜惊不是噩梦。噩梦发生在快速眼动睡眠阶段，而夜惊发生在深度睡眠阶段。出于某种原因，参与控制恐惧表达的大脑中枢在不惊醒人的情况下启动。夜惊常开始于刺耳的尖叫，并伴有恐惧的体征：心率加快、呼吸急促、出汗和瞳孔扩大。

夜惊症与梦游一样，主要发生在儿童身上，当然也有一小部分成年人有此现象。大家应该知道，这种情况不会对精神或身体健康造成影响。如果你是父母，而你的孩子有夜惊的表现时，担心的人是你，而不是你的孩子，因为他们一般不记得曾感受到的惊恐。没有什么好方法可以防止夜惊，但你可以尝试通过延长睡眠时间的方式来降低深度睡眠期的睡眠深度。在下午晚些时候小睡一觉也有助于让夜间的睡眠深度"减轻"。患者从梦魇中醒来可能需要长达半个小时的时间，最好的做法就是由父母或家属陪伴他们度过这段经历。

发生在有梦睡眠期的可怕睡眠障碍

前文已经述及，我们在夜晚做梦越来越频繁，做的梦越来越长，而且也说过，我们可以利用做梦来改善健康和睡眠。但如果梦正是造成失眠的原因时，那会产生什么结果呢？我们该如何应对噩梦呢？

噩梦与梦游和夜惊的相似之处是，它多发于青春期前的儿童身上，成年人中发生的比较少。噩梦往往很长、很复杂，而且越来越恐怖。做梦者会在做梦期惊醒，睡意全无，并能生动地回忆起梦境。

压力、创伤和一些常用药物（如用于控制血压和恐慌发作的"β受体阻滞剂"）会导致噩梦。一些研究人员认为，噩梦是睡眠呼吸暂停的产物——在睡眠中由于感觉无法呼吸而变得恐慌，这导致梦中出现令人恐惧的幻觉，比如被困等。然而，噩梦往往是由内心深处的情感包袱引发的。从这个意义上讲，梦或许是潜意识发出的求救信号，以求得我们对内在自我的关注。虽然噩梦通常无害，但它们会让人产生对睡眠的恐惧。

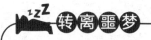

练习十七

为了面对噩梦产生的恐惧，我们可以学着拖长梦境以克服恐惧。为了实现这一点，做噩梦的人需要"清明梦"（这是说，我们需要意识到自己在做梦，这样我们才能干预梦境）。然后，使用斯蒂芬·拉波奇博士发明的拖长技术，我们可以解除噩梦。

1. 睡前静坐，默默告诫自己在做梦的时候全神贯注于所做的梦。做梦时，仔细观察梦境中的物体、行动和周围环境，观察梦境有多荒诞、有多不真实。掌握这项技术有助于提高梦的清明程度。

2. 感觉梦境清明时，刻意将梦拖长，一直拖至日常睡醒的时间之后。开始"旋转"。展开你梦中的双臂，陀螺般转动，在梦境中的大地上自由移动。转动时告诉自己，下一刻你看到、听到、触到或闻到的东西都是你的噩梦。

3. 当噩梦到来，直面你感受到的恐惧。跟它对话（即使它是无生命的东西——比方说，它是一个汹涌而来要把你淹没的浪头，或者好几堵从四面八方逼近你、要把你困住的围墙），问问它，它为什么会出现在你的梦中。想象它渐渐变形，变得不再是一个具有威胁的形象，而是一个无害友好的样子，即将其化敌为友，冲天巨浪变成了海边舐着沙滩的海水，墙壁退去，露出宁静的大地。当你把形象变换之后，就走出了梦境，噩梦也就不太可能再次发生了。

睡眠瘫痪症与嗜睡症

　　我们每晚的快速眼动睡眠阶段都会发生肌肉瘫痪现象，这是完全正常的现象。但偶尔，大概近一半的人一生中会有一次在瘫痪状态消退前就醒过来的情形。这种极其可怖的现象是说，在醒来后的一到两分钟内，睡眠者处于完全无法动弹的状态，甚至会让人误以为已经死亡。这样的情形甚至让英国维多利亚时代的许多人在遗嘱中会加一条内容，要求在埋葬前先割腕，以免被意外地活埋。

　　尽管这种情形很可怖，但它实际上没有任何危险。然而，它会导致人们害怕入睡。这种情况往往是遗传的，没有好的治疗方案，所以大家只需要记住，这种情况一生中也可能只发生一次（如果发生的话），即便发生，瘫痪当然也不是永久性的。

睡眠瘫痪症不仅没有治疗方法，它也没有明显的诱因。然而，任何群体中都有一部分人比其他人更容易出现这种情况。这类人患有一种叫嗜睡症的综合征，和无法入睡的痛苦不同，嗜睡症患者的痛苦是突如其来的，不可抗拒地进入睡眠，前兆通常是肌肉完全失去力量并伴有幻觉。嗜睡症的一个不寻常的特征是，它始于快速眼动睡眠，而不是以快速眼动睡眠结束，这表明它可能与睡眠控制中枢异常有关。这种疾病很罕见，通常发生在人青春期后期或成年不久时，并且主要是遗传性的（嗜睡症患者的近亲患此病的可能性是其他人的60倍）。

这种听起来很无害的综合征相当损坏人的身体健康，尤其是因为嗜睡症患者不分场合、动不动就睡过去带来的社会后果。更糟糕的是，它通常需要很多年才能确诊，最明显的症状之一是，激烈的情绪会引起它发作，看电影碰到影片中的某个行动感到不知所措时可能犯病，做爱时（相当不浪漫）也可能突然睡着。

虽然传统医学通常推荐处方药来对抗嗜睡症，但小睡也可以有效地解决这一问题。患者应在白天小睡三到四次，每次大约持续20分钟，不要超过30分钟。每次小睡醒来应该感觉神清气爽（当然，这是几分钟之后的感觉）。这样就会大大降低随时随地睡过去的风险。坚持这种方法可能意味着你不仅在家里需要小睡，在工作期间也需要小睡（尽力争取同事的支持，为你提供一个合适的地方）。

睡眠时间紊乱

人体的生物钟靠近大脑的视神经，这促使我们的睡眠是与每日的昼夜交替同步的。但是想想看，如果生物钟不依照昼夜节律而行，生活该有多不容易。其他人都按照24小时的常规运转，我们的睡眠却飘忽不定，有着它自己的一套运转规则。有许多疾病称为昼夜节律紊乱，即生物钟运行要么滞后、要么提前、要么无规律可循。这三种最著名的症状被称为睡眠的相位延迟、相位提前和非24小时睡眠-觉醒综合征。

相位延迟主要发生在青少年当中。患者到后半夜甚至凌晨还不困，然后睡到中午还不醒。在依赖兴奋饮品的社会里，相位延迟可能导致对咖啡因和尼古丁的依赖，因为患者依赖这两种药物来保持早上的清醒（他们的生物钟认为他们此时应该还在睡觉）。最糟糕的是，它还会导致酒精依赖，因为患者为了能够早入睡，可能会喝酒助眠。毫不奇怪，所有这些因素都会导致其他健康问题，患者对失眠的焦虑会导致全面的失眠症。

相位提前是相反的综合征，主要发生在老年人当中。他们的睡眠早到下午6点到8点之间，凌晨3点左右醒来。非24小时睡眠-觉醒综合征是指一个人的生物钟持续走慢，使患者会有在某一段时间与社会其他人保持同步，但时间久了就无法同步了。所有的昼夜节律紊乱通过光来调节是最有效的解决办法。

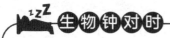

生物钟对时

练习十八

本练习提供一整套的行动方案，包括怎么通过调节光线，供相位提前或延迟的患者使用。（注意：我们大家或多或少都有云雀或猫头鹰的倾向，但这不等同于昼夜节律紊乱，只有当这种倾向很严重时，我们才会说，自己出现了昼夜节律紊乱。）

1. 一定要想方设法保持日常生活规律，周末起床和就寝的时间与工作日相同。规律的起居有助于重新调整你的生物钟。

2. 傍晚使用光干预可以延迟生物钟，帮助患有相位提前综合征的患者。但很不幸，必须是强光才有效。如果你患有相位提前症，早上尽量不要晒太阳（如果要外出，可以戴个墨镜），每天下午接受两个小时的明亮的阳光照射。在卧室里挂上厚重的窗帘或安装百叶窗，这样黎明的光不至于照入室内。关上卧室的门，防止光线从其他房间渗透进来。

3. 如果你是相位延迟者，清晨的光线有助于加快你的生物钟。睡前10个小时内不建议喝咖啡。尽管这好像很苛刻，但不要抵制不住诱惑！咖啡因是一种强大的药物，具有持久的效果，会严重扰乱你的睡眠。

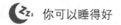

跨时区旅行问题

　　如果你曾经做过长途旅行，可能遭受过时差的烦恼。时差指的是身体的生物钟和目的地的时间不匹配的现象。一般来说，人每跨一个时区，身体大约需要一天的时间来适应新的昼夜交替，就会出现在当地所处的时区内该睡的时间睡不着、该清醒的时候又昏昏欲睡的日夜颠倒的感觉。确切地说，根据这样一个法则，大多数人可以比较轻松地跨三个时区，而无须采取特别的应对措施。

　　向西飞行，让时间倒转，比向东飞行更符合人体的生物钟。因为生物钟的自然周期通常比一天稍长，向西飞行时间倒退使得这一天的时间加长。而当我们从西向东旅行时，这一天变短了，就违背了生物钟的自然进程，使其更难调节。长途东行的乘客往往遭受更多的身心问题，影响他们的整体表现：飞往东部参加比赛的棒球队平均会少得两分！

时差带给人的困扰可以通过光来消除。"重置"生物钟的最佳时间是凌晨4点钟左右。在这个时间点前将自己暴露在明亮的光线下会延迟你的生物钟，这有助于东行者。而在这个时间点之后一到两个小时暴露在明光之下会使它提前，有助于西行者。

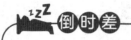倒时差

练习十九

这项练习提供了一个应对长途飞行的完整策略，目的是最大限度地减少跨时区对你的生物钟的影响，令你充分而愉快地享受目的地的生活。

1. 飞行前一天，确保三餐均衡，包括至少五份水果或绿色蔬菜以及一份富含蛋白质的食物，如白鱼、肉或豆腐。

2. 在飞行过程中，将手表调到目的地的当地时间。注意航空公司的送餐时间，留几个面包卷或饼干，待到目的地的饭点再吃。

3. 在飞机上随身携带眼罩和耳塞。使用眼罩和座位上方的"夜灯"模拟目的地的时光流。如果目的地是夜间，则戴上眼罩；如果目的地是白天，摘下眼罩，打开夜灯。

4. 在飞行过程中多喝水，目的是防止脱水，也有

助于我们抵达目的地时调动身体能量。另外，应该避免饮酒。

5. 隔段时间就在走道上走一走。在座位上做一些简单的伸展运动，如伸直双腿、绷直脚尖、勾一勾脚趾，或将手臂举到头顶上方。每两小时做一分钟这两项运动。

6. 到达目的地后，用饮食来帮助自己控制清醒度，多吃高蛋白食物可以让我们更清醒，但吃多了高碳水化合物食物会让我们感觉困倦。

倒班工作问题

对护士工作时间的研究发现，最能适应轮班工作的是那些生物钟能根据轮班模式进行调节的人。如果一个护士的班是从午夜到早上7点，她的生物钟会相应做调整，将她回到家的时间认定为就寝时间，将她傍晚醒来的时间认定为清醒时间。有些护士就特别不适应这样的倒班生活，她们的生物钟不能根据这样的日夜颠倒的变化模式进行调整。

这些护士遇到的问题代表着四分之三的倒班工人的处境。

一定要记住，生物钟依赖光线调节。我们应该确保自己所处环境适应自己的生活方式。需要白天睡觉的人必须防止日光影响生物钟，以免造成白天不能入睡。大多数人的卧室窗帘或百叶窗都因为尺寸不合适而透光，这一点要注意，尤其是如果你轮班工作，更需要确保你的窗帘挡住所有光线，必要时也可以将窗帘边缘固定在墙上。另外，你还要确保门与门框严丝合缝，防止光线从室内其他房间穿隙而入（同样，你也要确保把白天的各种声音挡在室外。安装双层甚至三层玻璃窗，卧室门选用比较厚重的为佳）。

当夜班工人早上下班时，几乎可以肯定的是，黎明的光线会影响生物钟，促使其适应白天。市面上有售一种特制的太阳镜可防生物钟重置，当然开车回家的人不宜使用。太空机构NASA为了确保夜间工作人员和宇航员在执行航天任务期间保持高度的警觉性和警惕性，使用10000勒克斯的明亮灯光（家庭照明仅几百勒克斯）重置其工作人员的生物钟。其他特别紧要的机构，如核电站这样的地方，也开始这样做。毕竟，过去几十年中一些最严重的环境灾难，包括三里岛和切尔诺贝利事故以及埃克森·瓦尔迪兹号油轮漏油事故，都发生在"僵尸时段"（凌晨3点到5点之间）即夜班工人最困倦的时候。

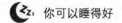

 适应倒班工作

以下是如何激发生物钟以适应工作班次的黄金法则：

• 禁止饮酒或服用一些非处方药而致使自己昏昏欲睡。

• 确保卧室的窗帘不透光。

• 花些钱安装双层玻璃窗或购买一副好耳塞，以消除噪音干扰。

• 学习用光线操控生物钟。

• 不要忘记锻炼——这不仅对普通人的健康很重要，对轮班倒的工人的健康同样重要。

应对打鼾和呼吸暂停

　　研究表明，超过三分之一的成年人都打鼾，会产生近80分贝的噪音（这个声级在一些国家被归类为工业噪声污染），但即便它大到可以吵醒隔壁邻居的程度，也不会唤醒打鼾者（通常是男性）。但是，打鼾会影响睡眠质量，造成打鼾者在第二天昏昏欲睡，甚至由此引发交通事故。为了找到解决打鼾以及另外一个相关的、更严重的状况——睡眠呼吸暂停的问题，我们必须先了解人为什么会打鼾以及它们会造成什么样的后果。

　　人在睡着时，气道会开放，由喉部肌肉和控制舌头和软腭（口腔后部的组织）的肌肉负责。如果这些肌肉变弱，那么人在吸气时，气道会变窄并振动，导致打鼾。当然，造成打鼾的因素很多，衰老（随着年龄的增长，口腔和喉咙肌肉会变弱）、超重、吸烟、嗜酒甚至仰睡都可能成为打鼾的原因。还有一件有趣的事——患有扁桃体炎的儿童也会打鼾。

对大多数人来说，打鼾并不构成健康问题，而睡眠呼吸暂停是一种更为严重的疾病。当患者的呼吸道因软腭组织被吸合而暂时阻塞时，就会发生这种情况，造成呼吸停止。大脑发现空气没有进入肺部，因而发送信号，指示控制呼吸的肌肉用力，这时阻塞的气道打通，呼吸暂停者会发出一声大的鼾声，并非常短暂地醒来，睡眠者几乎意识不到。严重的呼吸暂停患者会在醒来时感觉无法呼吸，这是非常可怕的现象。如果呼吸暂停发生在快速眼动睡眠期间，而由于此时身体实际上处于不能响应的瘫痪状态，肺部有可能延时对大脑发出氧气不足的信号，延误大脑做出反应，加剧危险程度。呼吸暂停有的每晚能达到300次，患者的睡眠受到严重干扰，他们很少有深度睡眠或快速眼动睡眠，其结果是精力难以恢复，醒来时心烦气躁、头昏脑涨、身体协调能力变差，以及发生起床头痛症。即便白天补眠也难以恢复精力。

除了对身体健康造成严重危害外，睡眠呼吸暂停还会导致人白天嗜睡的情况，被认为是道路交通事故发生率上升的主要原因，因为患者在开车时会意外地入睡。

它还可能增加呼吸暂停患者心脏病发作或中风的风险。据估计，美国每年有多达3000名睡眠呼吸暂停患者死于心脏病发作。同时，患有呼吸暂停的哮喘患者在夜间哮喘发作期间，生命会受到威胁。

大多数减少打鼾的方法也适用于睡眠呼吸暂停，这两种情况都不能依赖药物治疗，大多数治疗需要使用特殊的机械设备，有很多自疗建议值得一试。首先，提高整体的呼吸质量，可以按照练习二十所说的方法进行唱歌练习。这是一种新的方法，旨在锻炼与呼吸有关的肌肉。我们也可以尝试使用鼻扩张器，这是运动员经常使用的一种装置，用以提高他们的氧气摄入量。有两种类型的鼻扩张器，一种是塑料夹，固定在鼻外侧；另一种是创可贴，横贴于鼻上。鼻腔减充血剂有时有作用，但注意不要使用含有麻黄碱的，因为麻黄碱会干扰睡眠。此外，不要长时间使用减充血剂，因为长期使用会降低其疗效。还有一个比较奇特的方法，如果我们有假牙，尝试带着假牙睡，因为它们有助于防止打鼾，但还是先咨询牙医比较好。此外，检查自己的生活方式，多运动并改善饮食；睡前5小时内避免饮酒；还要尽量戒烟。最后，为了防止自己仰卧而睡，我们可以尝试抬高床头或使用一个促进侧卧的特别设计的枕头。

对于严重的睡眠呼吸暂停患者，使用呼吸机（CPAP，持续气道正压通气设备）会有所帮助。该设备的工作原理是以略高于正常值的压力向使用者提供空气，从而保持气道畅通。它包括一个鼻罩，由头带固定。使用过呼吸机的人反映说，他们的睡眠有迅速而显著的改善。还有一种治疗手段是一个叫悬雍垂腭裂成形术的外科手术，它只用于严重的睡眠呼吸暂停。这种措施是通过烧灼软腭而阻止其闭合甚至振动以达到停止打鼾的目标。但如果手术失败，呼吸暂停患者由于软腭受损，将来可能无法再使用呼吸机。

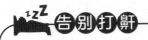

练习二十

苏格兰管弦乐队的医学顾问伊丽莎白·斯科特博士发现，职业歌手由于喉部肌肉发达而很少打鼾，因此她设计了一系列练习以帮助不常唱歌的打鼾者。找一把舒服的椅子坐下，做以下练习。

1. 首先是加强隔膜练习。吸气，短促抽气式。缓慢让气流从收拢的嘴唇呼出（就像吹小号一样）。呼气结束时微笑，使鼻后部和喉咙上部的肌肉收紧。重复一分钟，每天两次。

2. 照镜子，微笑。张鼻孔并扬眉，做惊讶状。放松脸部肌肉。这个动作可以加强面部、鼻后和喉咙上部的肌肉。重复一分钟，每天两次。

3. 现在做唱歌练习。选取一段最喜欢的歌曲，但是，不要唱歌词，而是唱"呵"音。然后重复这首曲子，唱"嘻"音。逐渐增加重复次数（交替唱"呵"和"嘻"），唱足三分钟，每日一次。

室友或伴侣打鼾问题

无论哪一种睡眠障碍，影响的不仅是睡眠障碍者本人，还会影响睡在其身边的人。失眠患者即使竭力不打扰身边人，还是会产生各种动静；嗜睡症患者（白天都想睡觉的人）无一例外要么是自己有打鼾、呼吸暂停或周期性肢体运动综合征等睡眠障碍，要么伴侣有这些睡眠障碍；不安腿患者会站起来走动以缓解腿乱的感觉；梦游者会有上下床的动作。

如果伴侣影响了你的睡眠，切记，他们不是故意的，因为他们的行为没有意识。而且要知道，一方的睡眠模式扰乱另一方的睡眠，其结果对双方都是痛苦的。因此，尽管你可能会感到愤怒或沮丧，但应该理解，具有一颗同理心，努力保持原有的亲密关系。床上的亲密时光是两人长久亲密关系的特征之一，即便伴侣打扰到自己的睡眠，一定记住，床仍然是一个增进感情和度过丰富而愉快的夫妻生活的地方。

　　你们要共同寻找解决这一问题的办法，尽量避免分房睡，可以偶尔选择周末换个房间睡以弥补积攒的睡眠欠账，但是不要妄想通过加长睡眠时间进行弥补，因为这可能会打乱你的生物钟。还记得先天短睡眠者和长睡眠者之间的区别吗？短睡眠者的睡眠更集中，类似于补了觉，睡眠不足也不必惊慌失措，睡眠自己会找机会补足的。如果伴侣患有睡眠周期性肢体运动或不安腿，可以用某种特殊设计的香薰油在睡前为他按摩，这会使他的双腿放松，同时你自己也会得到放松。如果伴侣的问题是打鼾或睡眠呼吸暂停，你可以和他一起尝试唱歌练习。即便你自己没有这些练习所针对的睡眠问题，做做这些练习也是有好处的。要知道，共同应对这些问题可以表现出你对伴侣的支持，同时提升你自己的睡眠质量。

　　还有一种可能更难对付的睡眠障碍——快速眼动睡眠期行为障碍。它常见于男性，其症状是，睡眠者本该在此睡眠阶段全身处于瘫痪状态，他们却反其道而行之，随梦境行动。这对伴侣来说是非常可怕的，他们常常遭受身心伤害。这是一种需要药物治疗的状况（有时药物也无济于事）。然而，别丧气，这种情况非常罕见。

结　语

　　人类对睡眠的需求不分种族、不分信仰、不分文化。所有人，无论其生活在哪种文化之中，也都会患有睡眠障碍。睡眠问题的普遍性导致了各种疗法的出现和发展。本书旨在能为你提供改善睡眠所需的所有基本信息并探索各种不同的方法。尽管中国和印度的医学体系还未能与西方医学兼容，但本书仍然包罗了中印文化中的各种技巧，以便可以用来帮助你改善睡眠。

　　然而，假如你对本书感到失望，认为没有在书中找到解决睡眠问题的"神奇"疗方，切记，不要企图寻找速效药。目前使用的治疗方法都需要长时间坚持，要有耐心，任何一种方法都要给足时间让它起效。如果仍看不到任何进展，那我们就再换一种方法。

　　睡眠研究是一门相对年轻的科学，只是在过去的50年中才有所发展。人们对睡眠科学的兴趣越大，对睡眠及其紊乱的了解就越多，从而可以帮助我们改善睡眠质量。也许再过50年，我们对睡眠的了解会有飞跃式的进展，睡眠障碍将成为罕见的现象。但现在我们需要谨记，良好的睡眠是长寿、健康和充实生活的关键，所以一定要坚持到你最终达到目标的那一刻！

图书在版编目（CIP）数据

你可以睡得好 /（英）克里斯·伊济科夫斯基
（Chris Idzikowski）著；曹怡鲁译. — 杭州：浙江人
民出版社，2023.4
　　ISBN 978-7-213-10954-6

　　Ⅰ. ①你… Ⅱ. ①克… ②曹… Ⅲ. ①睡眠—普及读
物 Ⅳ. ①R338.63-49

中国国家版本馆CIP数据核字（2023）第023262号

浙江省版权局
著作权合同登记章
图字：11-2021-234号

你可以睡得好

NI KEYI SHUI DE HAO

[英] 克里斯·伊济科夫斯基　著　曹怡鲁　译

出版发行：浙江人民出版社（杭州市体育场路 347 号　邮编：310006）
　　　　　市场部电话：（0571）85061682　85176516
责任编辑：潘海林
特约编辑：涂继文
营销编辑：陈雯怡　赵　娜　陈芊如
责任校对：姚建国
责任印务：幸天骄
封面设计：天津北极光设计工作室
电脑制版：北京之江文化传媒有限公司
印　　刷：杭州丰源印刷有限公司
开　　本：880 毫米 ×1230 毫米　1/32　　印　　张：6.5
字　　数：100 千字　　　　　　　　　　　插　　页：1
版　　次：2023 年 4 月第 1 版　　　　　印　　次：2023 年 4 月第 1 次印刷
书　　号：ISBN 978-7-213-10954-6
定　　价：49.80 元

如发现印装质量问题，影响阅读，请与市场部联系调换。